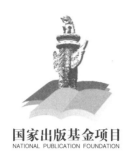

国家出版基金项目
NATIONAL PUBLICATION FOUNDATION

传染病症候群监测与检测技术丛书 第五分册

—— 杨维中　总主编 / 侯云德　主　审 ——

脑炎脑膜炎症候群病原学监测与检测技术

Pathogen Surveillance and Detection
Techniques: Encephalitis and Meningitis Syndrome

吴建国　王新华◎主编

U0385812

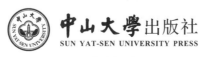

中山大学出版社
SUN YAT-SEN UNIVERSITY PRESS

·广州·

图书在版编目（CIP）数据

脑炎脑膜炎症候群病原学监测与检测技术/吴建国，王新华主编．—广州：中山大学出版社，2016.12

（传染病症候群病原学监测与检测技术丛书/杨维中总主编，侯云德主审）

ISBN 978－7－306－05868－3

Ⅰ.①脑…　Ⅱ.①吴…②王…　Ⅲ.①流行性脑炎—病原细菌—监测 ②流行性脑炎—病原细菌—医学检验 ③流行性脑脊髓膜炎—病原细菌—监测 ④流行性脑脊髓膜炎—病原细菌—医学监测　Ⅳ.①R512.3 ②R515.2

中国版本图书馆 CIP 数据核字（2016）第 248037 号

NAOYAN NAOMOYAN ZHENGHOUQUN BINGYUANXUE JIANCE YU JIANCE JISHU

出 版 人：徐　劲
责任编辑：赵丽华
封面设计：曾　斌
责任校对：张礼凤
责任技编：何雅涛
出版发行：中山大学出版社
电　　话：编辑部电话（020）84111996，84113349，84111997，84110779
　　　　　发行部电话（020）84111998，84111160，84111160
地　　址：广州市新港西路 135 号
邮　　编：510275　　　　传　　真：（020）84036565
网　　址：http：//www.zsup.com.cn　E-mail：zdcbs@mail.sysu.edu.cn
印 刷 者：佛山市浩文彩色印刷有限公司
规　　格：787mm×1092mm　1/16　11.5 印张　264 千字
版次印次：2016 年 12 月第 1 版　2016 年 12 月第 1 次印刷
定　　价：34.00 元

丛书编委会

主　　审　侯云德
总 主 编　杨维中
副总主编　黎孟枫　景怀琦　许文波　刘　玮　吴建国　袁正宏　任丽丽
　　　　　黄留玉　赵世文　赵　卓　王新华　陈　瑜

本书编委会

主　　编　吴建国　王新华
副 主 编　刘　芳　刘映乐　孟　蕾　李慧
审　　校　熊　鹰

编委会成员（按姓氏笔画排列）

丁峥嵘　云南省疾病预防控制中心
于德山　甘肃省疾病预防控制中心
马学军　中国疾病预防控制中心
王　红　北京友谊医院
王　艳　中国疾病预防控制中心
王　超　北京友谊医院
王环宇　中国疾病预防控制中心
王燕娟　中国疾病预防控制中心
毛乃颖　中国疾病预防控制中心
尹建海　中国疾病预防控制中心
石正丽　中国科学院武汉病毒研究所
占发先　湖北省疾病预防控制中心
占建波　湖北省疾病预防控制中心
叶长芸　中国疾病预防控制中心
朱　贞　中国疾病预防控制中心
朱旭慧　华中科技大学同济医学院附属同济医院
朱兵清　中国疾病预防控制中心

伏晓庆　云南省疾病预防控制中心

邬开朗　武汉大学

刘　芳　武汉大学

刘　佳　武汉大学

刘为勇　华中科技大学同济医学院附属同济医院

刘　佳　华中科技大学同济医学院

刘新凤　甘肃省疾病预防控制中心

江永忠　湖北省疾病预防控制中心

许文波　中国疾病预防控制中心

许松涛　中国疾病预防控制中心

孙自镛　华中科技大学同济医学院附属同济医院

严冬梅　中国疾病预防控制中心

李　静　河北省疾病预防控制中心

李　慧　甘肃省疾病预防控制中心

李马超　中国疾病预防控制中心

李艺星　中国疾病预防控制中心

李忠杰　中国疾病预防控制中心

李国明　湖北省疾病预防控制中心

吴　亮　华中科技大学同济医学院附属同济医院

邹文菁　湖北省疾病预防控制中心

沈玉娟　中国疾病预防控制中心

张　勇　中国疾病预防控制中心

张　祺　武汉大学

张　燕　中国疾病预防控制中心

张晓曙　甘肃省疾病预防控制中心

陈建军　中国科学院武汉病毒研究所

陈新文　中国科学院武汉病毒研究所

邵祝军　中国疾病预防控制中心

周俊英　武汉大学中南医院

孟　蕾　甘肃省疾病预防控制中心

赵世文　湖北省疾病预防控制中心

胡　兵　湖北省疾病预防控制中心

姜岩岩　中国疾病预防控制中心

祝双利　中国疾病预防控制中心

秦成峰　中国人民解放军军事医学科学院

徐　闻　云南省疾病预防控制中心

殷文武　中国疾病预防控制中心
曹建平　中国疾病预防控制中心
崔爱利　中国疾病预防控制中心
梁国栋　中国疾病预防控制中心
蒋小娟　甘肃省疾病预防控制中心
赖圣杰　中国疾病预防控制中心
熊　英　江西省疾病预防控制中心
熊　鹰　武汉大学

在国家"十一五"和"十二五"期间，我国实施了"艾滋病和病毒性肝炎等重大传染病防治"科技重大专项，技术总师侯云德院士建议在整体研究中设立若干能力建设平台，"传染病监测技术平台"就是其中之一。侯云德院士指导专家组设计了"传染病监测技术平台"研究框架，在中国疾病预防控制中心（中国 CDC）杨维中副主任牵头组织下，编制了发热呼吸道、腹泻、发热伴出疹、发热伴出血和脑炎脑膜炎五大症候群病原谱及其变异变迁规律的研究设计书。该研究以国家卫生和计划生育委员会传染病防治重大专项实施管理办公室杨维中副主任为总牵头人，联合卫生、科研、教育、农业、军队等多个行业和机构的 12 家核心实验室、79 家区域监测实验室和 290 家监测哨点医疗机构，建立覆盖我国不同区域、不同层级的国家传染病症候群监测研究与检测实验室网络，实施发热呼吸道、腹泻、发热伴出疹、发热伴出血和脑炎脑膜炎五大症候群病原谱及其病原体变异变迁规律的研究。

为保障研究质量，研究组在设计书的框架下，制订了统一的五大症候群监测研究方案与病原体检测技术操作规范。在实施的 7 年中，监测研究方案和检测操作技术规范被不断地修改、完善，先后形成了 2009 年版和 2012 年版技术方案。在此基础上，全体专家结合实践经验和学科进展，对 2012 年版的方案做了全面的补充和更新，编写了"传染病症候群监测与检测技术丛书"。为使读者更好地了解本丛书，现将传染病监测技术研究的基本情况介绍如下。

一、研究概况

该研究联合地方和军队的疾控、医疗、科研院校等单位，建立覆盖全国的传染病症候群监测实验室网络；揭示我国不同地区发热呼吸道、腹泻、发热伴出疹、发热伴出血以及脑炎脑膜炎五大症候群的病原谱并开展其病原体变异变迁规律研究，为提高新发、突发传染病的检测能力积累经验、提供基础。

按照研究设计书，建立覆盖全国的传染病症候群监测网络，制订并实施统一的技术方案和运行机制；规范地开展发热呼吸道、腹泻、发热伴出疹、发热伴出血以及脑炎脑膜炎等五大症候群病例的发现、信息收集、标本采集和病原学检测研究；建立病例和标本信息库、标本生物资源库、菌（毒、虫）株库；建立可以实时收集、传送、共享和分析的信息管理系统；建立相应的盲样考核和监督检查等质量管理体系；通过对长期、系统、大样本监测数据的综合分析，掌握主要症候群病原谱的构成及其变化规律，探索重要病原体的变异变迁规律，不断提高及时发现和识别新发、突发传染病病原体和预测预警的能力。（图 1）

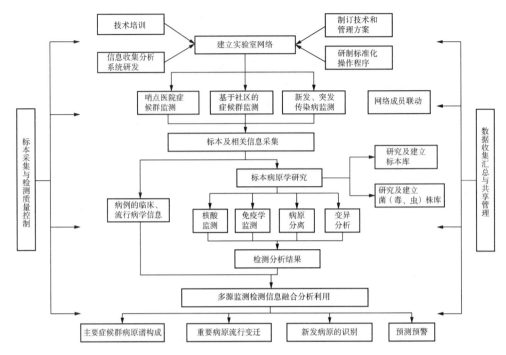

图1　总体研究路线

该研究由中国疾病预防控制中心牵头，联合卫生、科研、教育、农业、军队等多个行业和机构的实验室，建立不同层级的、覆盖我国不同区域的国家传染病监测实验室网络。"十二五"期间，该项目分为12个课题，由国内传染病领域的12家核心实验室、79家区域监测实验室和290家哨点医院共同组织实施。研究实验室网络组织架构和哨点医院分布见图2。

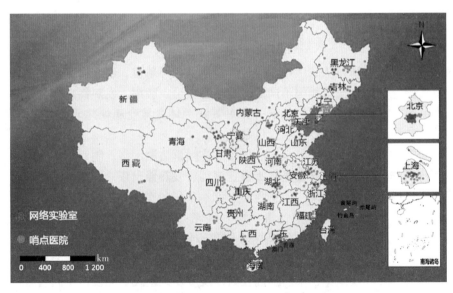

图2　研究实验室网络组织架构和哨点医院分布

二、组织实施

研究采取分级管理的方式，总负责人负责总体协调和全面管理；各监测研究和检测实验室按任务合同书的要求完成各自承担的研究任务。设立管理执行办公室，负责日常协调与管理。（图3）

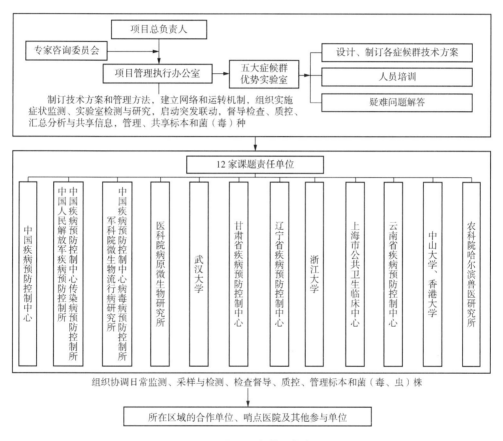

图3 项目组织管理框架

军科院：中国人民解放军军事医学科学院；医科院：中国医学科学院；农科院：中国农业科学院。

为有效指导研究的有序开展，2008年12月24日，原卫生部传染病防治重大专项实施管理办公室在北京组织召开了传染病监测技术研究工作会，安排部署了各项管理和技术方案的编写工作。2009年1—2月，该研究组的各承担单位多次召开了管理和技术方案编写会议。各方案编写小组组织相关领域专家，经过反复研讨与完善，完成了各项管理和技术方案的编写。2009年12月14日，原卫生部传染病防治重大专项实施管理办公室正式印发了2009年版的14个管理和技术方案，包括发热呼吸道、腹泻、发热伴出疹、发热伴出血和脑炎脑膜炎等五类症候群监测研究，新发、突发病原研究，病原体变异研究，人兽共患病病原谱研究，传染病症候群监测及多源监测信息融合分析技术研究，标本库和菌（毒、虫）株库建设，实验室质量控制，信息管理系统设计等技术方案以及项目管理办法。各症候群监测和变异变迁技术方案及牵头单位见表1。

表1　五大症候群和变异变迁技术方案及牵头单位

技 术 方 案	牵 头 单 位
发热呼吸道症候群	中山大学
腹泻症候群	中国疾病预防控制中心传染病预防控制所
发热伴出疹症候群	中国疾病预防控制中心病毒病预防控制所
发热伴出血症候群	中国人民解放军军事医学科学院微生物流行病研究所
脑炎脑膜炎症候群	武汉大学
传染病症候群病原体变异变迁研究	上海市公共卫生临床中心

"十二五"期间，监测研究病原体共90余种（涵盖了近30种法定报告传染病、60多种非法定报告传染病以及不明原因/新发疾病），监测的病原体种类见表2。此外，对其中12种重点病原开展了变异变迁研究，制订了研究方案和明确了分工。各重点病原变异变迁研究牵头单位和协作单位见表3。

表2　各症候群开展监测的病原体种类

症候群	检测病原体		
	病　毒	细　菌	其　他
发热呼吸道	必检病原：流感病毒、呼吸道合胞病毒、腺病毒、副流感病毒、偏肺病毒、冠状病毒、博卡病毒、鼻病毒 扩展检测病原：中东呼吸综合征新型冠状病毒	必检病原：金黄色葡萄球菌、肺炎克雷伯菌、A组乙型链球菌、铜绿假单胞菌、流感嗜血杆菌、肺炎链球菌、军团菌 扩展检测病原：结核分枝杆菌、卡他莫拉汉菌、鲍曼不动杆菌	必检病原：肺炎支原体、肺炎衣原体
腹泻	必检病原：轮状病毒、肠道腺病毒、诺如病毒、札如病毒、星状病毒	必检病原：致泻大肠杆菌、非伤寒沙门菌、志贺菌、弯曲菌、小肠结肠炎耶尔森菌、假结核耶尔森菌、霍乱弧菌、副溶血弧菌、嗜水气邻单胞菌、类志贺邻单胞菌、副溶血弧菌、拟态弧菌、河弧菌	必检病原：阿米巴、蓝氏贾第鞭毛虫、隐孢子虫
发热伴出疹	必检病原：肠道病毒、麻疹病毒、风疹病毒、水痘－带状疱疹病毒、登革病毒、人类小DNA病毒B19、EB病毒、单纯疱疹病毒6型	必检病原：伤寒沙门菌、副伤寒沙门菌、链球菌	必检病原：伯氏疏螺旋体、立克次体

续表2

症候群	检测病原体		
	病　毒	细　菌	其　他
发热伴出血	必检病原：汉坦病毒、登革病毒、新疆出血热病毒、新布尼亚病毒 扩展检测病原：埃博拉出血热病毒	必检病原：鼠疫菌、猪链球菌	必检病原：钩端螺旋体、立克次体、无形体、埃立克体
脑炎脑膜炎	必检病原：流行性乙型脑炎病毒、腮腺炎病毒、肠道病毒、单纯疱疹病毒、脊髓灰质炎病毒 扩展检测病原：麻疹病毒、呼吸道合胞病毒、西尼罗病毒、蜱传脑炎病毒	必检病原：脑膜炎奈瑟菌、b型流感嗜血杆菌、金黄色葡萄球菌、肺炎链球菌、猪链球菌、大肠杆菌、B族链球菌 扩展检测病原：单增李斯特菌	必检病原：恶性疟原虫、弓形虫、带绦虫、新型隐球菌 扩展检测病原：肺吸虫、并殖吸虫、旋毛虫、广州管圆线虫、裂头蚴

表3　12种重点病原变异变迁研究牵头单位和协作单位

病原体名称	牵头单位	参研单位
腺病毒	中国疾病预防控制中心病毒病预防控制所	中国人民解放军军事医学科学院微生物流行病研究所、中国医学科学院病原微生物研究所、甘肃省疾病预防控制中心、辽宁省疾病预防控制中心、上海市公共卫生临床中心、云南省疾病预防控制中心、中山大学
非伤寒沙门菌	中国疾病预防控制中心传染病预防控制所	中国人民解放军疾病预防控制中心、甘肃省疾病预防控制中心、辽宁省疾病预防控制中心、浙江大学、上海市公共卫生临床中心、云南省疾病预防控制中心
新布尼亚病毒	中国人民解放军军事医学科学院微生物流行病研究所	辽宁省疾病预防控制中心
志贺菌	中国人民解放军疾病预防控制中心	中国疾病预防控制中心传染病所、甘肃省疾病预防控制中心、辽宁省疾病预防控制中心、上海市公共卫生临床中心、浙江大学
冠状病毒	中国医学科学院病原微生物研究所	中国疾病预防控制中心病毒病所、甘肃省疾病预防控制中心、辽宁省疾病预防控制中心、上海市公共卫生临床中心、云南省疾病预防控制中心、中山大学
呼吸道合胞病毒	武汉大学	中国疾病预防控制中心病毒病所、中国人民解放军军事医学科学院微生物流行病研究所、甘肃省疾病预防控制中心、辽宁省疾病预防控制中心、上海市公共卫生临床中心、中山大学

续表3

病原体名称	牵头单位	参研单位
布鲁氏杆菌	辽宁省疾病预防控制中心	中国疾病预防控制中心传染病所、甘肃省疾病预防控制中心
致病性弧菌	浙江大学	中国疾病预防控制中心传染病所、中国人民解放军疾病预防控制中心、辽宁省疾病预防控制中心、上海市公共卫生临床中心、云南省疾病预防控制中心
鼻病毒	上海市公共卫生临床中心	中国疾病预防控制中心病毒病所、中国医学科学院病原微生物研究所、辽宁省疾病预防控制中心、中山大学
金黄色葡萄球菌	云南省疾病预防控制中心	中国疾病预防控制中心传染病所、武汉大学、中山大学
博卡病毒	中山大学	中国疾病预防控制中心病毒病所、中国人民解放军军事医学科学院微生物流行病研究所、医科院病原所、辽宁省疾病预防控制中心、上海市公共卫生临床中心、云南省疾病预防控制中心
隐孢子虫	中国疾病预防控制中心寄生虫病预防控制所	中国疾病预防控制中心传染病所、中国人民解放军疾病预防控制中心、辽宁省疾病预防控制中心、浙江大学、上海市公共卫生临床中心、云南省疾病预防控制中心、甘肃省疾病预防控制中心

该研究实施4年后，根据在研究中发现的问题，又进一步完善了各症候群监测研究方案，优化了采样策略，提高了监测的代表性和科学性。2013年，对发热呼吸道、腹泻和发热伴出疹症候群方案中的采样对象、采样频次、采样时间、样本类型等进行了进一步规范调整，于2014年1月1日开始实施调整后的新方案。

自2009年以来持续、稳定地开展五大症候群病原学的监测研究，项目完整收集了标本来源病例的人口学信息、临床症状、样本和检测结果等。对各个症候群的所有个案调查、标本背景资料及实验室检测结果全部通过纸质材料与电子文档进行完整记录，并将相关信息录入项目信息系统。

项目组先后制订和发布了2010年版、2012年版"传染病症候群病原体变异研究方案"，并在广泛征求传染病病原学、流行病学等相关领域专家和各参研单位的意见后，最终形成了"重点传染病病原深入研究实施方案"。

根据"标本库和菌（毒、虫）株库建设和管理方案"，各单位已建立起较具规模的标本库与菌（毒、虫）株库实体，并将相关信息录入信息管理系统。

为实现研究相关资料和数据与信息的整合、共享与利用，满足项目信息电子化、网络化管理的需要，根据研究任务的要求，研究组研发了"传染病监测技术平台信息管理系统"，包括五大症候群监测研究、病原体变异研究、样本与菌（毒、虫）株库管理、

环境标本禽流感病毒监测、症状监测与预警等子系统，并不断改进升级，目前已升级至2.0版。（图4）

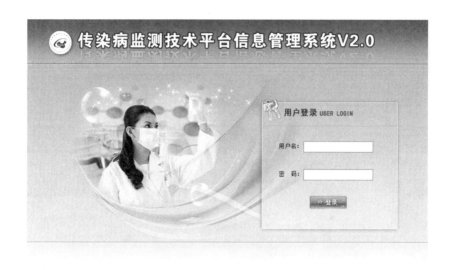

图4　传染病监测技术平台信息管理系统

　　针对监测研究质量控制的需要，建立了完整的质控方案，对网络实验室监测研究的整个过程进行有效的质量管理，建立了监测数据质量评价指标，制订了五大症候群双份血清采样和检测计划，以及实验室检测试剂现况调查，并对大部分参研单位开展了现场督导调研工作，保障了研究的管理与实施能有效开展。

　　通过在国家"十一五"至"十二五"期间的持续监测和深入研究，研究组构建了跨区域、跨系统的以传染病五类症候群为切入点的多病原传染病监测网络，形成了可以共享的症候群监测研究技术、资源、人才、信息平台，建立了研究与应用紧密结合的传染病五大症候群监测国家协同创新体系。初步揭示了我国传染病五大症候群的病原谱和流行变化规律；参与发现或确定了新发、突发传染病病原，如甲型 H1N1 流感病毒、H7N9 禽流感病毒、新疆输入性脊髓灰质炎病毒、甘肃鼠疫病原等；在重点病原体的变异变迁规律研究上取得一系列成果，如腺病毒55型、麻疹 D8 基因型、成人腹泻病原体的变异变迁等。网络所覆盖的实验室和哨点医院的监测、检测分析等研究能力都有了显著的提升。

序

　　传染病仍然是危害人类健康的重要疾病。不仅一些古老传染病病原体不断发生变异变迁，新的病原体也层出不穷，这给传染病的发现、诊断和防治工作带来了新的挑战。"艾滋病和病毒性肝炎等重大传染病防治"科技重大专项在国家"十一五"之初，在传染病监测技术平台中设立了"传染病五大症候群病原谱流行规律研究"项目，旨在通过对发热呼吸道症候群、腹泻症候群、发热伴出疹症候群、发热伴出血症候群、脑炎脑膜炎症候群等传染病五大症候群病原谱监测及其病原体变异变迁的研究，了解我国传染病五大症候群病原谱流行特征及变异变迁规律，同时，使我国传染病监测网络保持并不断提高对新发突发传染病的发现、诊断能力。

　　传染病五大症候群病原谱流行规律研究在全国构建了跨区域、跨系统的传染病监测、检测网络。网络覆盖了全国 12 家传染病核心实验室、79 家区域网络实验室和 290 家哨点医院。研究涵盖了传染病五大症候群共 90 余种重要病原体，覆盖面广，研究内容丰富，参与的实验室和医院多，研究时间跨度长，需要有统一的监测和检测技术方案和操作规程，以控制监测、检测工作质量，确保研究结果的可比性和可靠性。在国家"艾滋病和病毒性肝炎等重大传染病防治"项目技术总师侯云德院士指导下，传染病五大症候群病原谱流行规律研究项目总负责人杨维中教授，组织近百名传染病监测、防治和实验室检测专家和研究人员，编写了发热呼吸道症候群、腹泻症候群、发热伴出疹症候群、发热伴出血症候群、脑炎脑膜炎症候群等传染病五大症候群监测及其病原体检测研究技术方案，以及病原体变异变迁研究技术方案，供各项目单位在项目实施中遵照执行。

　　研究历经国家"十一五"和"十二五"，截至 2015 年 11 月，共完成各类症候群 385 490 例病例信息及其 464 010 份标本的采集和检测的研究，初步建成了可以共享的症候群监测研究的技术、资源、人才和信息平台，建成了研究与应用紧密结合的传染病五大症候群监测国家协同创新体系。研究期间，项目组根据研究实践和学科的最新进展，对监测、检测研究技术方案进行了两次修订与更新，使之日臻完善。

　　为了尽早发挥国家重大传染病科技专项的科技示范效应，项目组在"十二五"即将结束之际，对发热呼吸道症候群、腹泻症候群、发热伴出疹症候群、发热伴出血症候群、脑炎脑膜炎症候群等传染病五大症候群监测及其病原体检测研究技术方案，以及病原体变异变迁研究技术方案做了进一步的修改、完善与更新，编纂成"传染病症候群监测与检测技术丛书"出版发行，以期供更多的临床医生、疾病预防控制工作者、研究人员以及相关院校师生等参考和借鉴。

本丛书按照发热呼吸道症候群、腹泻症候群、发热伴出疹症候群、发热伴出血症候群、脑炎脑膜炎症候群五大症候群监测及其病原体检测和病原体变异变迁研究6方面内容分为6个分册。丛书基本内容包括：传染病症候群罹患特征，监测基本概念和设计，标本采集、运输、储存及其病原体（细菌、病毒、寄生虫）病原学特征、检测策略和技术方法。本丛书有较好的系统性、实用性和操作指导性。

本书在编写、审稿过程中，得到了国家"艾滋病和病毒性肝炎等重大传染病防治"科技专项办公室及其总体专家组的支持和指导，得到了中山大学在出版方面的支持和帮助，在此致以衷心的感谢。

限于我们的水平，本书难免存在疏漏和不妥之处，敬请读者批评指正。

国家"艾滋病和病毒性肝炎等重大传染病防治"科技重大专项技术总师

传染病五大症候群病原谱流行规律研究项目总负责人

2015 年 12 月　北京

前 言

　　国家科技重大专项"传染病监测技术平台项目"隶属"艾滋病与病毒性肝炎等重大传染病防治"科技重大专项，项目立项之初采用"定向单位申请，专家论证委托"的方式，委托中国疾病预防控制中心作为牵头单位组织实施。项目联合了卫生、科研、教育、农业、军队等多个行业的实验室，组成国家传染病监测实验室网络。项目共分为 14 个课题，分别由 14 家课题责任单位承担，覆盖了我国东北、西北、华东、中南、华南和西南 6 大片区。课题自 2009 年启动以来，在国家相关部门的精心组织和领导下，已顺利实施 5 个年头。课题立项之初，受课题牵头单位中国疾病预防控制中心委托，武汉大学作为脑炎脑膜炎症候群技术优势单位，在课题实施过程中负责牵头组织专家编写本症候群监测技术方案、质量控制标准等。

　　脑炎脑膜炎症候群监测是以脑炎脑膜炎病例为研究对象开展早期察觉和调查疾病的发生为主要目的一种对可能的突发事件的察觉、评估、报告机制，是近年来为应对重大公共卫生事件危害而发展起来的疾病监测和预警系统，脑炎脑膜炎症候群检测则是对该符合该症候群病例定义的病例进行病原学筛查和鉴定的过程。课题研究通过"十一五"的实践和总结，"十二五"的不断完善，2014 年 9 月，在中国疾病预防控制中心的统一安排和部署下，项目拟将该监测方案与检测技术操作规范再次整理并公开出版，经研究决定由武汉大学及甘肃省疾病预防控制中心负责牵头组织编写这本《脑炎脑膜炎症候群病原学监测与检测技术》，方便项目执行人员使用，同时供广大医疗卫生机构、科研院所相关专业技术人员参考。

　　目前，图书市场上有关脑炎脑膜炎症候群病原学监测、检测技术类的书籍琳琅满目，但全面、系统和通俗地介绍整个症候群监测技术的书籍并不多见。本书的读者群定位为临床医生、临床检验人员、基层 CDC、高校与院校相关专业人员。因此，编委充分考虑到书籍的专业性和实用性，邀请了一大批国内外相关领域专家参与编写，包括流行病学、病原学（细菌、病毒和寄生虫）、检验学、临床医学及公共卫生学等领域的专家，本着为读者提供一本权威、全面和实用的脑炎脑膜炎症候群病原学监测与检测技术的参考书、工具书的原则，主编单位武汉大学和甘肃省疾病预防控制中心精心组织人员和队伍，历时两个多月完成了本书的编撰工作。

作为工具书、参考书，其科学性、权威性、全面性和通俗性应为编者着重考虑的问题，为此，我们在本书的结构和内容上进行了精心设计。

本书内容紧凑、逻辑分明，全书将脑炎脑膜炎症候群监测与检测技术并重，使两者有机结合起来。结构上，本书共包含四个部分。第一部分主要对国家科技重大专项"传染病监测技术平台"项目、脑炎脑膜炎症候群及病原学监测进行总体介绍，详细阐述了本症候群的监测要求、监测目的、监测人群、病例定义、哨点与监测诊室选择、样本采集、保存、运输、处理与检测要求等。第二部分着重介绍脑炎脑膜炎症候群主要细菌、真菌性病原体监测技术，编者结合了课题实施中所获取的统计分析数据与实际经验，介绍了本症候群的检测策略，并对部分常见的细菌、真菌性病原体进行重点介绍，包括其基本特征及检测技术。通过查阅参考文献并咨询相关专家，详细介绍了各病原的病原学特征、临床表现、流行病学特征及检测技术等内容。第三部分及第四部分别介绍脑炎脑膜炎症候群主要病毒及寄生虫监测技术，结构与第二部分类似。

本书得以出版面世，离不开全体编委的辛勤努力和付出，在此特别感谢国家卫生和计划生育委员会对课题实施的大力支持，感谢课题牵头单位中国疾病预防控制中心在课题实施与本书编撰过程中的精心组织与安排，感谢专项技术总师侯云德院士一如既往的对课题实施、本书编撰提供的技术支持和关心，感谢中山大学出版社领导对本书出版的支持和帮助。全书最后由主编进行统稿、定稿，武汉大学熊鹰博士在编写的具体组织和统稿上协助主编做了大量工作。在此一并表示衷心的感谢！

本书既是临床医生、临床检验人员、基层CDC、高校与院校相关专业人员的工具书与参考书，也可作为以上从业人员和行业培训资料，还可作为关注该领域的学者及其他读者的推荐读物。

由于学识和时间的限制，本书难免存在不少缺点、不足甚至错误，衷心希望得到广大专家、读者的批评指正。

2016 年 6 月

目　录

第三部分　脑炎脑膜炎主要病毒病原体检测技术

第四部分　脑炎脑膜炎主要寄生虫病原体检测技术

第一部分

脑炎脑膜炎症候群病原学监测

第一章　传染病监测与检测研究概述

在国家"十一五"和"十二五"期间，我国实施了传染病监测与检测技术的研究，主要包括发热呼吸道、腹泻、发热伴出疹、发热伴出血和脑炎脑膜炎五大症候群病原谱及其病原体变异变迁规律的研究。

通过全国 12 家核心实验室、79 家区域监测实验室和 290 家监测哨点医疗机构，建立了覆盖我国不同区域、不同层级的国家传染病症候群监测研究与检测实验室网络。制订了五大症候群监测研究方案与病原体检测技术操作规范。建立了病例和标本信息库、标本生物资源库、菌（毒、虫）株库，以及可以实时收集、传送、共享和分析的信息管理系统"传染病监测技术平台信息管理系统 V 2.0"。通过对长期、系统、大样本监测数据的综合分析，掌握主要症候群病原谱的构成及其变化规律，探索重要病原体的变异变迁规律，不断提高及时发现和识别新发、突发传染病病原体和预测预警的能力。

监测研究病原共 90 余种（涵盖了近 30 种法定报告传染病、60 多种非法定报告传染病以及不明原因/新发疾病）。见表 1－1－1。

表 1－1－1　各症候群开展监测的病原体种类

症候群	检测病原体		
	病　　毒	细　　菌	其　　他
发热呼吸道	必检病原：流感病毒、呼吸道合胞病毒、腺病毒、副流感病毒、偏肺病毒、冠状病毒、博卡病毒、鼻病毒 扩展检测病原：中东呼吸综合征新型冠状病毒	必检病原：金黄色葡萄球菌、肺炎克雷伯菌、A 组乙型链球菌、铜绿假单胞菌、流感嗜血杆菌、肺炎链球菌、军团菌 扩展检测病原：结核分枝杆菌、卡他莫拉汉菌、鲍曼不动杆菌	必检病原：肺炎支原体、肺炎衣原体
腹泻	必检病原：轮状病毒、肠道腺病毒、诺如病毒、札如病毒、星状病毒	必检病原：致泻大肠杆菌、非伤寒沙门菌、志贺菌、弯曲菌、小肠结肠炎耶尔森菌、假结核耶尔森菌、霍乱弧菌、副溶血弧菌、嗜水气邻单胞菌、类志贺邻单胞菌、副溶血弧菌、拟态弧菌、河弧菌	必检病原：阿米巴、蓝氏贾第鞭毛虫、隐孢子虫

续表 1 – 1 – 1

症候群	检测病原体		
	病　毒	细　菌	其　他
发热伴出疹	必检病原：肠道病毒、麻疹病毒、风疹病毒、水痘 – 带状疱疹病毒、登革病毒、人类小 DNA 病毒 B19、EB 病毒、单纯疱疹病毒 6 型	必检病原：伤寒沙门菌、副伤寒沙门菌、链球菌	必检病原：伯氏疏螺旋体、立克次体
发热伴出血	必检病原：汉坦病毒、登革病毒、新疆出血热病毒、新布尼亚病毒 扩展检测病原：埃博拉出血热病毒	必检病原：鼠疫菌、猪链球菌	必检病原：钩端螺旋体、立克次体、无形体、埃立克体
脑炎脑膜炎	必检病原：流行性乙型脑炎病毒、腮腺炎病毒、肠道病毒、单纯疱疹病毒、脊髓灰质炎病毒 扩展检测病原：麻疹病毒、呼吸道合胞病毒、西尼罗病毒、蜱传脑炎病毒	必检病原：脑膜炎奈瑟菌、b 型流感嗜血杆菌、金黄色葡萄球菌、肺炎链球菌、猪链球菌、大肠杆菌、B 族链球菌 扩展检测病原：单增李斯特菌	必检病原：恶性疟原虫、弓形虫、带绦虫、新型隐球菌 扩展检测病原：肺吸虫、并殖吸虫、旋毛虫、广州管圆线虫、裂头蚴

对传染病五大症候群病原谱监测检测的深入持续研究，可提升对重点病原体变异变迁的监测研究、快速发现以及溯源等总体能力，提升国家疾病预防控制与应急的能力。

（杨维中　李中杰　赖圣杰）

第二章　脑炎脑膜炎症候群概述

第一节　脑炎脑膜炎的基本概念

脑炎脑膜炎症候群（meningitis encephalitis syndrome）是一组发病较急，以脑炎或脑膜炎为主要临床表现的中枢神经系统感染性疾病的统称。该病常发生在 15 周岁以下儿童，且病死率和致残率较高，疾病负担较重，易造成不同程度的神经系统后遗症，是严重影响公共卫生的主要疾病之一。

所谓脑炎（encephalitis），是指脑实质的激惹和炎症，伴有脑功能紊乱的临床症状，常伴有脑膜的相关炎症，即脑膜脑炎（meningoencephalitis）[1-2]。单纯脑膜炎（meningitis）主要表现为脑膜刺激征，如发热、头痛、萎靡不振、呕吐和嗜睡等征兆。脑炎和脑膜炎一般临床发病较急，而行为、认知能力和局灶性神经系统症状是脑功能紊乱的征兆[2-3]。病毒、细菌及寄生虫类病原体均可引起脑组织炎症，病毒最为常见，其次是细菌，由寄生虫等病原所引起的脑炎脑膜炎相对较为少见。

病毒性脑炎脑膜炎呈世界性分布，是由多种嗜神经性病毒感染引起的脑实质性炎症，为了有别于其他病原体所导致的脑炎脑膜炎疾病而统称为病毒性脑炎脑膜炎。临床上以发热、头痛、呕吐、烦躁、嗜睡、谵妄、昏迷为特征，病变累及脑膜还可出现脑膜刺激征，病程凶险，死亡和致残率高，常留有严重后遗症，是严重威胁人类尤其是儿童健康的重要疾病。

细菌性脑膜炎通常为化脓性脑膜炎，是由化脓性细菌所导致的脑膜炎症。真菌类病原分为条件致病菌和非条件致病菌两类，前者多发于免疫力低下患者，后者多发生于免疫力正常者。

据世界卫生组织（world health organization，WHO）估算，全球病毒性脑炎的发病率约为（3.5～7.4）例/10 万人。WHO 每年统计到约 20 万例病毒性脑炎病例[4]，其中美国每年报告病毒性脑炎达 2 万余例。按 WHO 的统计，每年全球报告流行性乙型脑炎约 50 000 例，病死约 10 000 例[5]。全世界每年约有 12.5 万婴幼儿死于细菌性脑膜炎，细菌性脑膜炎患者的致残率高达 25%～50%。世界银行在 2006 年评估了全球细菌性脑膜炎的疾病负担：全球每年因细菌性脑膜炎而损失 560.7 万 DALYs（disability adjusted life years，伤残调整寿命年），其中南亚和亚洲太平洋地区疾病负担最高，分别为 214.2 万 DALYs 和 107.1 万 DALYS，这两个地区承担了全球该疾病负担的 57.29%[5-6]。据文献报道，较多的流行性脑脊髓膜炎（meningitides，简称"流脑"）全球每年发病约 30 万～35 万例[7]，病死率为 5%～10%。从非洲西部的塞内加尔延伸到东非埃塞俄比亚的狭长地域被称为撒哈拉流脑流行带（meningitis belt of sub-Saharan Africa），1996—1997 年的一次流脑暴发疫情横扫整个地区，造成 25 万人发病、2.5 万人死亡。肺炎链球菌是仅次于脑膜炎奈瑟球菌的细菌性脑膜炎的常见病原体，老人、儿童和患有慢性疾病的患者（包括免疫缺陷患者）是感染肺炎链球菌脑膜炎的高危人群。WHO 估计每年有 70 万～100 万 5 岁以下儿童死于肺炎球菌疾病，其中肺炎链球菌脑膜炎是重要的致死原因。真菌类脑炎、脑膜炎的发病资料目前少见报道。

由于我国除乙脑以外的其他病毒性脑膜炎不属于法定报告传染病，并缺少系统的监测和研究，所以，脑炎、脑膜炎发病的总体数字少有报道。我国将乙脑和流脑作为法定传染病常年开展监测，我国乙脑近年来的年报告病例数在 8 000～12 000 例波动，其中 1971 年全国报告乙脑共 17 万例。1998—2007 年我国流脑年均发病数分别为 2 700 余例，病死率高达 7.35%[8]。

脑炎脑膜炎给国家、社会和家庭带来了巨大的疾病负担，人类对该类疾病的防制工作投入了大量资源。近年来，我国在几个主要病种的免疫预防方面投入了大量人力物力，并取得了显著成效。乙脑、流脑、b 型流感嗜血杆菌（Hib）、肺炎链球菌脑膜炎等疫苗的大力推广和技术不断改善，使得疫苗在该类疾病的防控中发挥了显著的作用。其中，乙脑和流脑作为脑炎脑膜炎疫苗应用最早、范围最广的病种，发病率的降低最为明显，我国流脑发病率由 20 世纪 80 年代前的 10 例/10 万人下降至 2007 年的 0.2 例/10 万人，乙脑发病率由 90 年代初的 2 例/10 万人下降至近年的 0.4 例/10 万人左右。

参考文献

[1] Steiner I, Budka H, Chaudhuri A, et al. Viral encephalitis: a review of diagnostic methods and guidelines for management[J]. Eur J Neurol, 2005, 12(5): 331–343.
[2] 冯蕾. 急性脑膜炎/脑炎症候群哨点监测病例的流行病学及其病毒血清学会诊断结果分析[D]. 山东：山东大学，2011.
[3] Donoso Mantke O, Vaheri A, Ambrose H, et al. Analysis of surveillance situation for viral encephalitis and meningitis in Europe[J]. Euro Surveillance, 2008, 13(1–3): 1–10.
[4] Solomon T. Control of Japanese encephalitis-within our grasp[J]. New Engl J Medi, 2006, 335(9): 869–871.
[5] 吴兴华，杨进业. 急性脑炎脑膜炎症候群及其监测研究进展[J]. 中国公共卫生，2012, 28(11): 1537–1540.
[6] CDC, Syndromic surveillance: an applied approach to cutbreak defeetion[EB/OL]. [2006–01–13] http://www.cdc.gov/ncphi/nndss/syndromic.htm.
[7] Buehler J W, Berkelman R L, Hartley D M, et al. Syndromic surveillance and bioterrorism-related epidemics[J]. Emerg Infect Dis, 2002, 9(10): 1197–1204.
[8] 吴兴华. 广西贵港市急性脑炎脑膜炎症候群监测应用实践与世界卫生组织乙脑监测

手册的现场评估[D].广西：广西医科大学，2010.

（吴建国　刘映乐　刘芳　熊鹰）

第二节　脑炎脑膜炎症候群主要病原谱

因致病病原体种类繁多、临床表征相似，单凭症状体征及普通实验室检查很难确诊，有时需同时进行细菌学及病毒学等排查。

目前，已知有130多种病毒可引起病毒性脑炎[1]。病毒性脑炎可分为流行性脑炎和散在性脑炎两种。前者多为具有传播媒介的病毒性脑炎，如蚊虫传播的流行性乙型脑炎、西尼罗脑炎等。此外，肠道病毒也常常引发较大规模的流行，但一般引起脑膜炎。散在性病毒性脑炎的病原体主要包括：疱疹病毒科的单纯疱疹病毒、水痘－带状疱疹病毒、人类巨细胞病毒、EB病毒及人类疱疹病毒6型和7型；肠道病毒中的脊髓灰质炎病毒、柯萨奇病毒、埃可病毒和肠道病毒－71型；副黏病毒科中的腮腺炎病毒、麻疹病毒。全球各国病毒性脑炎的病原分布情况各不相同。根据国外资料，单纯疱疹病毒性脑炎居散发性病毒性脑炎之首，为10%～20%，其次是肠道病毒和流行性腮腺炎病毒。在我国，流行性乙型脑炎是过去最常见的病毒性脑炎，20世纪70年代随着乙脑疫苗的大规模使用，乙脑发病率明显下降，我国病毒性脑炎的病原分布出现了新的特点。

最常见的致病菌是脑膜炎双球菌、肺炎链球菌、侵袭性b型流感嗜血杆菌。世界卫生组织（WHO）估计全球每年至少有120万例中枢神经系统细菌感染病例，儿童是这一疾病的高发人群。常见的细菌性病原有脑膜炎奈瑟菌（*Neisseria meningitidis*，Nm）、肺炎链球菌（*Streptococcus pneumoniae*）、b型流感嗜血杆菌（*Haemophilus infiuenzae* B，Hib）、葡萄球菌（*Staphy lococcus*）、结核分枝杆菌（*Mycobacterium tuberculosis*）、大肠埃希菌（*Escherichia coli*）等，其优势致病菌近年来不断迁移。在20世纪60年代中期以前，脑膜炎奈瑟菌、肺炎链球菌、b型流感嗜血杆菌处在细菌性脑膜炎病原构成的前3位，分别占细菌性脑膜炎构成的30%～40%，11%～22%和8%～11%；20世纪80年代后，由于A群脑膜炎球菌疫苗的普遍应用，奈瑟菌引起的脑膜炎发病率不断下降，主要致病菌变为肺炎链球菌、b型流感嗜血杆菌、葡萄球菌，分别占细菌性脑膜炎发病率的8%～21%，29%～52%和14%～35%[2]。

引发脑炎脑膜炎的真菌类病原主要有隐球菌、曲霉菌、念珠菌、毛霉菌、着色菌、组织胞浆菌、芽生孢子菌、副球孢子菌等。

参考文献

[1] Darid M K, Peter M H. Fields virology[M]. 5th ed. 2007：572.
[2] Bravata D M, McDonald K M, Smith W M, et al. Systematic review：Surveillance systems for early defection of bioterrorism-related diseases [J]. Ann lntern Med, 2004, 140：910－922.

（张祺　王新华　孟蕾　李慧）

第三章　脑炎脑膜炎症候群病原学监测

第一节　监测设计

一、监测目的

开展本症候群的监测研究工作，旨在了解不同地区脑炎脑膜炎症候群的病原谱构成；对脑炎脑膜炎症候群病原学监测中所获得的病原体进行病原鉴定、基因变异、分子分型及菌群变迁特征分析，探讨主要病原体的变异和变迁规律。

二、监测病例定义

急性起病，具有发热、头痛、呕吐等症状，伴有不同程度的意识障碍、瘫痪、神经麻痹、肌肉疼痛、肌群松弛和萎缩或脑膜刺激征等症状之一，或临床诊断疑似脑炎脑膜炎患者均作为监测病例。

三、监测哨点医院设置

监测哨点医院参与监测工作的监测科室，可包括神经内科(或内科)、儿科、急诊科、感染科等。监测哨点医院发现监测病例后，按方案要求开展脑膜炎脑炎病例报告、调查和标本采集等工作。监测哨点医院指定专人汇总和管理各监测科室的病例资料和标本；每个监测科室要指定专人负责病例报告和病例信息填写，标本收集、登记和保存。

四、监测流程

监测哨点医院为责任报告单位。哨点医院监测科室的神经内科(或内科)、儿科和感染科的门诊、急诊及病房的医生和护士在发现符合监测病例定义的病例后，在获得患者或其监护人的知情同意后，立即报告科室病例调查负责人。病例调查负责人在得到监测病例报告后立即对监测病例开展调查，使用统一标准问卷，收集病例的基本人口统计学信息、临床症状、体征、血常规、临床生化检查、主要治疗和预后等信息，填写病例信息调查表(见表 1-3-1)。

表 1-3-1 脑炎脑膜炎症候群病例信息登记表

患者编码＊：　　　　　　　□门诊、急诊 □住院　监测科室＊：　　　　病历号：

　　　　　　(　　　　　　　　) 医院脑炎脑膜炎症候群病例信息调查表

（带"＊"的为必填项）

1. 基本信息

(1) 患者姓名_____（联系人姓名：_____）

(2) 性别＊：□男　　□女

(3) 出生日期＊：_____年____月____日　□阳历　□阴历

(4) 患者工作(学习)单位：_____

(5) 联系电话：_____

(6) 家庭现住址(详填)＊：_____省_____地区（市）____县(区)____乡(镇、街道)____村(社区)

(7) 患者职业＊：（只能选择一项）

　　□幼托儿童　□散居儿童　□学生(大/中/小学)　□教师　□保育员及保姆　□餐饮食品业人员

　　□商业服务人员　□医务人员　□工人　□农民　□牧民　□渔(船)民　□干部职员

　　□离退人员　□家务及待业　□军人　□海员　□长途汽车驾驶员　□其他　□不详

(8) 流行病史＊：周围是否有类似患者：□有　□无　□不详

　　如果有，人数：_____与患者关系：□同学　□家人　□其他

2. 临床信息

(1) 发病日期＊：20____年____月____日

(2) 就诊日期＊：20____年____月____日

(3) 发病后出现过的症状、体征＊：

　　□发热，最高：____℃　□麻痹　□咽炎　□扁桃腺炎　□腹泻　□恶心　□呕吐　□精神萎靡　□嗜睡　□意识障碍　□抽搐　□颈项强直　□角弓反张　□脑膜刺激征　□前囟膨隆　□皮肤瘀点、瘀斑　□其他

(4) 实验室检查：（如检测多次，填写第1次结果）

　　脑脊液标本：细胞数：_____/μL；白细胞：_____×10⁶ 个/L；蛋白质：_____g/L

　　葡萄糖检测值：_____mmol/L　氯化物检测值：_____mmol/L

　　物理检测/外观：□清晰/无色透明　□微浑　□浑浊　□血性　□其他

　　乙脑病毒 IgM 抗体：□阳性　□阴性　□可疑　□未做此项检查

　　细菌学培养：□阳性：_____　□阴性　□未做此项检查

　　乳胶凝集实验：□阳性：_____　□阴性　□未做此项检查

　　血标本：白细胞计数：_____×10⁹/L；中性粒细胞比例：_____%

　　乙脑病毒 IgM 抗体：□阳性　□阴性　□可疑　□未做此项检查

　　细菌学培养：□阳性：_____　□阴性　□未做此项检查

　　瘀点瘀斑涂片检查：□革兰氏阴性双球菌　□其他　□阴性　□未做此项检查

(5) 初步诊断＊：_____　是否为死亡病例＊：□是　□否　□不详

(6) 收集患者标本前一周内是否使用过抗生素治疗？＊

　　□是　□否　□不详　若是请列出：_____

续表 1-3-1

序号	药物名称	治疗天数	序号	药物名称	治疗天数
1			3		
2			4		

3. **标本采集情况** *
(1)脑脊液标本：_____份(mL)　　采集日期：20____年____月____日
(2)急性期血清：_____份(mL)　　采集日期：20____年____月____日
(3)恢复期血清：_____份(mL)　　采集日期：20____年____月____日
(4)咽拭标本：_____份(mL)　　采集日期：20____年____月____日
(5)粪便标本：_____份　　采集日期：20____年____月____日
(6)其他：_____份(g)　　采集日期：20____年____月____日

填表人姓名：_____　　填表日期：_____年____月____日

（刘映乐　李艺星　马学军　王环宇　孙自镛）

第二节　监测标本要求

一、标本的采集

（一）注意事项

（1）确认符合本项目监测病例定义后尽早采集样本（尽量在使用抗生素治疗措施之前取样）。

（2）标本采集时应严格无菌操作，减少或避免机体正常菌群及其他杂菌的污染。

（3）标本采集后应尽快送检。

（4）对于需要进行细菌培养的标本，采集后应进行床旁接种以提高病原菌检出率，同时尽快送检。

（5）送检标本应注明姓名、编号、标本来源、检验目的和标本采集具体时间。

（二）标本采集类别

采集血液和脑脊液标本等，怀疑病毒性脑炎或脑膜炎病例时，同时采集病例的咽拭标本；怀疑肠道病毒引起的脑炎脑膜炎暴发时，建议同时采集粪便标本。

（三）血液标本的采集

1. 皮肤消毒程序

按常规方法进行。

2. 采血操作程序

按常规方法进行。

（1）通常采血部位为肘静脉，将止血带扎在静脉取血部位的上方，采血部位的局部皮肤用消毒液由采血部位向外周严格消毒，消毒后不可接触采血部位，待消毒液挥发后进行取血操作。

（2）采用商品化的一次性注射器或真空采血管采血。

（3）拿下止血带，用无菌棉压迫止血。

（4）用过的采血针不要回盖针帽，直接将其放在锐器垃圾桶内。

3. 采血量

（1）成人：每次采样抽血 8 mL。

（2）儿童：因很难获得大量的血液，儿童每次采血 3 mL。

（3）疟原虫滤纸血每次采集 100 μL。

4. 采样分装

（1）成人：所采血 8 mL 中，5 mL 注入准备好的血培养瓶（见注1）；剩余 3 mL 分离血清后平均分成三管（见注2）。分别贴上所规定的标签，包括患者编号。

（2）儿童：所采血 3 mL 中，2 mL 注入准备好的血培养瓶（见注1）；剩余 1 mL 分离血清（见注2）。分别贴上所规定的标签，包括患者编号。

注1：用75%乙醇对血培养瓶橡皮塞子进行消毒，酒精作用60 s，在血液注入血培养瓶之前，用无菌纱布或棉签清除橡皮塞子表面剩余的酒精，然后注入血液。抽取血液后不要换针头，直接将血液注入血培养瓶中，轻轻颠倒混匀，以防血液凝固。

注2：将采集的全血注入无菌运送管中，不加抗凝剂。待血液凝固后，离心后吸取血清，放置到 -20 ℃冰箱中冷冻保存。

（四）脑脊液标本的采集

1. 操作步骤

（1）患者侧卧于硬板床上，背部与床面垂直，头向前胸部屈曲，两手抱膝紧贴腹部，使躯干呈弓形。或由助手立于术者对面，用一只手搂住患者头部，另一只手搂住双下肢腘窝处并用力抱紧，使脊柱尽量后突，以增加椎间隙宽度，便于进针。

（2）以髂后上棘连线与后正中线交会处为穿刺点，通常取第3～4腰椎棘突间隙，也可在上一个或下一个椎间隙进行。

（3）常规消毒皮肤，戴无菌手套、铺消毒洞巾，以2%利多卡因自皮肤至椎间韧带作局部浸润麻醉。

（4）术者以左手拇、食二指固定穿刺点皮肤，右手持穿刺针以垂直背部方向缓慢刺入，当针头穿过韧带与硬脊膜时，可感到阻力突然消失（成人进针深度为4～6 cm，儿童为2～4 cm），此时将针芯缓慢拔出，即可见无色透明脑脊液流出。

（5）当见到脑脊液即将流出时，接上测压管测量压力，准确读数，亦可计数脑脊液滴数估计压力（正常为70～180 mmH$_2$O 或 40～50 滴/min）。若压力不高，可令助手压迫一侧颈静脉约10 s，然后再压另一侧，最后同时按压双侧颈静脉。若脑脊液压力迅速升高一倍左右，解除压迫后10～20 s又迅速降至原来水平，表示蛛网膜下腔通畅；若压迫静脉后压力不升高，表示蛛网膜下腔完全阻塞；若压迫后压力缓慢上升，放松后又缓慢下降，表示不完全阻塞。

(6)撤除测压管，收集脑脊液，成人 3 mL，儿童 1 mL。送验常规、生化及细菌培养等。

(7)术毕将针芯插入后一起拔出穿刺针，覆盖消毒纱布，并用胶布固定。

(8)术后去枕仰卧 4～6 h，可避免术后低颅压性头痛。

(9)采样分装：每份样品分装成 250 μL/管。

2. 注意事项

(1)严格无菌操作，穿刺时避免引起微血管损伤。

(2)穿刺时如患者出现呼吸、脉搏、面色苍白等异常改变时，应立即停止操作。

(3)如患者出现颅内压升高现象，需先对患者进行脱水处理后再进行采样。

(五)咽拭子标本的采集

患者坐下，头后倾，张大嘴，由检查者用压舌板固定舌头。拭子越过舌根到咽后壁及扁桃体隐窝、侧壁等处，反复擦拭 3～5 次，收集黏膜细胞，避免触及舌、口腔黏膜和唾液。将拭子头插入病毒传送管中送检。

(六)粪便标本的采集

宜在抗生素治疗前或停药 3 天后采样。

一般采用自然留便，若采样时患者无便或婴幼儿则可采用肛拭法。

1. 留便

用 2 个棉拭子分别在自然排出的新鲜粪便中可疑部分多点挑取并旋转棉拭子使全部蘸满大便(约 10 g)。将标本分为 2 份，分别用于细菌和病毒的检测。

2. 肛拭法

先用生理盐水湿润棉签将多余的液体紧靠管壁挤出；再用棉拭子或肛门采便管由肛门插入直肠内约 3～5 cm(幼儿约 2～3 cm)处采取，避免采便量过少(注意棉签上应沾有粪便)。

采集的标本拭子立即置入采样管内(注意培养基应埋住粪便拭子)，手接触的部分在管口折断弃去，盖好管塞，室温放置，及时送检。

二、标本的运送

(一)血液标本的运送

采血后应该尽快送检。在运输过程中，所有标本运送管要竖直放在转运箱内的试管架上，周围放置吸水纸，吸收可能溅洒出的液体。在运输过程中标本应保存在 4～8 ℃。

血培养瓶和培养板如不能立即送检，应置于室温环境(15～30 ℃)，勿放入冰箱。当外界温度超过 30 ℃时，应在箱内放置冰袋，温度过低应放置热水袋，但冰袋或热水袋不能直接接触培养瓶。

(二)脑脊液标本的运送

用于细菌检测的脑脊液标本进行床前接种。建议细菌标本的培养在哨点医院完成。所有脑脊液标本要尽快送至实验室。短途运输时，应戴手套将标本运送管放于支架上，然后再放入密封的转运箱内。

若运输时间在 24 h 以上，用于细菌培养的标本应在普通环境温度下运输。在运往实验室的途中如果天气寒冷，应采取一定的保温措施。而用于病毒分离的标本要保存在4～8 ℃，要在样品管及管架外再套一层防水、可密封的塑料袋，放入预冷的转运箱，在有空隙的地方填塞吸水纸或脱脂棉。

（三）咽拭标本的运送

所有的咽拭标本要尽快送至实验室。短途运输时，应戴手套将标本运送管放于支架上，然后再放入密封的转运箱内。若运输时间在 24 h 以上时，用于细菌培养的标本应在普通环境温度下运输，在运往实验室的途中如果天气寒冷，应采取一定的保温措施。而用于病毒分离的标本要保存在 4～8 ℃，要在样品管及管架外再套一层防水、可密封的塑料袋，放入预冷的转运箱，在有空隙的地方填塞吸水纸或脱脂棉。

（四）粪便标本的运送

运送箱要求具有保温性能，内置冰袋，保证运送过程中标本处于 4 ℃状态。新鲜的粪便标本应在 4 ℃条件下 24 h 内运送至实验室。

三、标本的保存

（一）检测标本的存放

血清、脑脊液标本、咽拭标本、粪便标本应尽快送检，24 h 内能检测的标本可置于 4 ℃保存，血清、脑脊液标本 24 h 内无法检测的则应置于 -70 ℃或以下保存。标本应避免反复冻融。

（二）标本的长期保存

所采标本抵达实验室后，血清、脑脊液标本按需要分装成所需份数，除检测用外，至少留一份置于 -70 ℃冰箱保存。

四、标本的处理

（一）粪便标本的处理

1. 用于细菌检测的粪便标本

用 SF 或 SC 增菌液进行增菌后再接种于 DHL 或 MaC、SS 培养基，挑取可疑菌落进行伤寒、副伤寒沙门菌鉴定。

2. 用于病毒检测的粪便标本

在生物安全柜中，取约 2 g 粪便标本、10 mL 含有抗生素的完全 PBS、1 mL 氯仿加入 50 mL 耐氯仿的离心管中。使用机械振荡器剧烈混匀 20 min，制成粪便悬液，然后于 3 000 r/min 离心 20 min。在生物安全柜中吸上清至一新冻存管中，以备接种。

（二）脑脊液标本的处理

用于寄生虫检测的脑脊液标本经离心后，上清液用于猪囊尾蚴的免疫学检测，沉淀物涂片后经吉氏染色镜检弓形虫滋养体。

（三）血标本的处理

患者有恶性疟临床症状和流行病学接触史的，初诊时采集外周静脉血制作血涂片，经吉氏染色，镜检恶性疟原虫；采集全血或滤纸血提取 DNA，用巢氏 PCR 法检测恶性疟原虫；分离血清，分装入 3 个冻存管中，其中 1 管用于弓形虫和猪囊尾蚴免疫学诊断。剩余标本置于 −70 ℃冰箱中储存，避免反复冻融。

（刘为勇　沈玉娟　刘佳　王超　王红　吴亮）

第二部分

脑炎脑膜炎症候群主要细菌病原体检测技术

第一章　细菌学检测总体策略

第一节　标本检测流程

一、脑脊液标本

检测流程如图 2 - 1 - 1 所示。

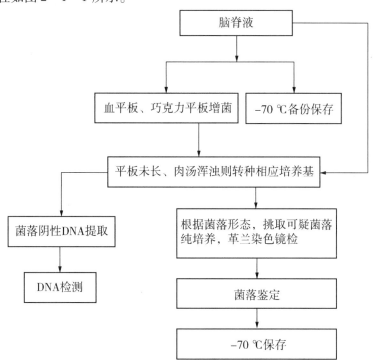

图 2 - 1 - 1　脑脊液标本细菌检测流程

二、血标本

检测流程如图 2 - 1 - 2 所示。

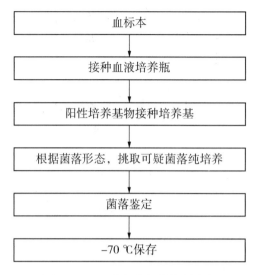

图 2-1-2 血标本细菌检测流程

（邵祝军　熊鹰　蒋小娟）

第二节　细菌培养与鉴定

本部分所介绍的细菌培养的重点是脑膜炎奈瑟菌、肺炎链球菌、b 型流感嗜血杆菌、金黄色葡萄球菌、猪链球菌、大肠杆菌。

一、脑脊液标本的接种培养

阳性培养物的染色及转种培养需在生物安全二级实验室的生物安全柜中进行。

（一）接种方法

（1）安全防护要求：操作者需佩戴防水的乳胶或 PE 手套，并且针对每个操作对象均应更换新的手套、无菌注射器和针头。

（2）在肉汤培养基容器上做好标记。

（3）分别用两种方法进行接种。肉汤接种：对于 5 岁及以上的儿童和成人，将 0.5 mL 新鲜抽取的脑脊液直接注入已标记的肉汤培养基中（床旁接种），轻轻混匀；对于 5 岁以下的儿童，注入的脑脊液量为 0.2 mL。培养基平板接种：标本送至实验室后进行（见后述）。

（二）标本送检

（1）接种脑脊液后的肉汤培养基应立即送往实验室。如果不能及时送检，应置于室温环境（15～30 ℃），勿放入冰箱。

（2）送检期间要予以安全防护：放标本的容器必须防漏，禁止将渗漏的标本送往实验室。

（3）标本运送时应放置在运输箱中，箱内温度维持在 15 ～ 30 ℃，建议使用恒温保温箱。如无恒温保温箱，外界温度超过 37 ℃时，应在箱内放置冰袋，温度过低应放置热水袋，但冰袋或热水袋不能直接接触培养瓶。

（三）接收样品后的接种和培养

将接收到的肉汤培养基直接置于 37 ℃增菌培养，培养时间不少于 1 周。培养期间，每天进行观察，若肉汤发生浑浊，则接种肉汤到血平板和巧克力平板并对肉汤的培养物进行鉴定。

对于脑脊液，则先于 2 000 r/min 离心 20 min，然后将沉淀或离心下层液体 100 μL 直接接种到血平板和巧克力平板，置于 5% CO$_2$，35 ～ 37 ℃潮湿环境中培养 18 ～ 24 h。培养出的菌落直接进行鉴定。注意：多余的沉淀和上清液不可丢弃，可留作乳胶凝集实验和 PCR 检测。

（四）阳性培养物的分离培养和鉴定

（1）为每一份浑浊肉汤准备两种培养基及一张干净的玻片，并标记好患者的姓名、医院编号、日期。玻片用于革兰染色；两种培养基分别为血平板和巧克力平板。

（2）将浑浊肉汤放入生物安全柜中操作，以避免气溶胶中存在潜在的传染性物质。

（3）用一个无菌的吸管或移液器从浑浊肉汤中取出 0.5 mL 培养液。

（4）在两种固体培养基上分别接种 100 μL 培养液，用灭过菌的接种环（或一次性接种环）划线分离。

（5）将一滴培养液滴在干净的玻片上，在生物安全柜内自然干燥后进行革兰染色镜检。

（6）将接种好的平板倒置，于 35 ～ 37 ℃，5% CO$_2$ 环境下培养 24 h（或直到长出菌落为止）。

（7）原始的增菌肉汤保存于室温，直到分离培养得到细菌并通过革兰染色证实。增菌肉汤至少应保留 1 个星期。

（五）鉴定

对于分离到的细菌应根据其菌落形态、革兰染色、生化反应等进行鉴定。

（六）质量控制

（1）血琼脂应该用羊血，不要用人血。由于人血中有抗体存在，可能抑制细菌生长。

（2）用温度计监测记录冰箱、培养箱的温度，保证其温度波动不超过 1 ℃。监视 CO$_2$ 培养箱的 CO$_2$ 流量情况，确保钢瓶内气体充足。

（3）每一批培养基都应用标准菌株进行质控（血平板的质控采用肺炎链球菌 ATCC 49619，巧克力平板的质控采用流感嗜血杆菌 ATCC 49247），同时，培养基使用前应进行无菌测试。

二、全血标本的接种培养

血标本阳性培养物的染色及转种培养需在生物安全二级实验室的生物安全柜中进行。

(一)接种方法

(1)安全防护要求：操作者需佩戴防水的乳胶或 PE 手套，并且针对每个操作对象均应更换新的手套、无菌注射器和针头。

(2)在血培养瓶上做好标记。

(3)去掉血培养瓶的保护性顶盖，用70%乙醇消毒，并确保消毒与接种的时间间隔在 1 min 或以上。

(4)培养瓶接种：对于 5 岁及以上的儿童、成人，将 5 mL 新鲜抽取的静脉血直接注入已标记的血培养瓶中(床旁接种)，轻轻混匀以防血液凝固；对于 5 岁以下的儿童，注入的血量为 2 mL。

(二)注意事项

待70%乙醇完全挥发干燥后方可注入血液，并尽可能避免血培养瓶橡皮塞上残留消毒液而影响结果。

(三)标本送检

(1)用70%乙醇擦拭血液培养瓶，分别包装后立即送往实验室。如果不能及时送检，需置于室温环境(15～30 ℃)，勿放冰箱。

(2)接种后的血培养瓶在运送中应放置在运输箱中，箱内温度维持在 15～30 ℃，建议使用恒温保温箱。如无恒温保温箱，当外界温度超过30 ℃时，应在箱内放置冰袋，温度过低应放置热水袋，但冰袋或热水袋不能直接接触培养瓶。

(四)接种后的血培养物进行培养

将接种过的血培养瓶放入血培养仪或培养箱中于35～37 ℃进行培养，全自动培养仪 5 天内报警即进行细菌接种和鉴定，5 天后仍未报警则视培养结果为阴性；手工培养则再接种，5 天内每天观察培养情况，如培养液出现混浊，则转种培养液并进行鉴定。

注：在培养前应检查血培养瓶是否在运输过程中受损，液体的量是否过多或过少，是否已经变黄。受损的血培养瓶不能进行培养。变黄的培养瓶说明有细菌快速增殖，应该立即进行染色涂片和分离培养。应该与标准接种的血培养瓶比较，看接种液体的量是否过多或过少。液体的量过多或过少的瓶子仍要进行培养，但要将该问题和结果一起反馈给临床医生。

(五)阳性血培养物的染色及分离培养

(1)为每一个阳性血培养瓶准备两种培养基及一张干净的玻片，并标记好患者的姓名、医院编号、日期。玻片用于革兰染色。两种培养基分别为：一个血平板、一个巧克力平板。

（2）将阳性血培养瓶放入生物安全柜中操作，以避免气溶胶中存在潜在的传染性物质。

（3）用70%乙醇擦拭手套，然后用70%乙醇仔细消毒每一个培养瓶瓶口。

（4）用一个无菌的注射器和针头从阳性培养瓶中取出0.5 mL培养物。

（5）在两种固体培养基上分别接种100 μL培养物，用灭菌的接种环（或一次性接种环）划线分离。

（6）将一滴培养物滴在干净的玻片上，在生物安全柜内自然干燥后进行革兰染色镜检。

（7）将接种好的平板倒置，于35～37 ℃，5% CO_2环境下培养24 h（或直到长出菌落为止）。

（8）原始的血培养瓶保存于室温，直到分离培养得到细菌并通过革兰染色证实。血培养瓶至少应保留1周。

（六）鉴定

对于分离到的细菌应根据其菌落形态、革兰染色、生化反应等进行鉴定。鉴定方法详见"细菌培养物的鉴定标准操作规程"。

（七）质量控制

（1）血琼脂应该用羊血，不要用人血。因为人血中有抗体存在，可能抑制细菌的生长。

（2）用温度计监测、记录冰箱、培养箱的温度，保证其温度波动不超过1 ℃。监视CO_2培养箱的CO_2流量情况，确保钢瓶内气体充足。

（3）每一批培养基都应用标准菌株进行质控（血平板的质控采用肺炎链球菌ATCC 49619，巧克力平板的质控采用流感嗜血杆菌ATCC 49247），同时培养基使用前应进行无菌测试。

三、革兰染色标准操作规程

下面介绍用于脑炎脑膜炎症候群监测中分离的细菌的革兰染色操作。涉及活菌的相关操作应在生物安全二级实验室的生物安全柜中进行。

（一）染色液的配制（如用商品化的染色液则省去该步）

（1）结晶紫液（Hucker氏配方）。甲液：结晶紫2.0 g，乙醇（95%）20 mL。乙液：草酸铵0.8 g，蒸馏水80 mL。甲、乙液相混合，静置过夜。使用前用粗滤纸过滤。

（2）卢戈（Lugol）氏碘液。先将2 g碘化钾溶于少量蒸馏水中，然后加入1 g碘（晶体）使之完全溶解，再加蒸馏水至300 mL即成。配成后贮于棕色瓶内备用，如变为浅黄色即不能使用。

（3）脱色液。95%的乙醇。

（4）复染液。原液：将2.5 g番红溶于100 mL 95%乙醇中。工作液：将10 mL原液用90 mL蒸馏水进行稀释。

（二）涂片

（1）在无油迹的干净载玻片上用蜡笔划好格，玻片一端注明日期、片号。

（2）在载玻片上的每个格内滴一小滴生理盐水（或蒸馏水），用接种环以无菌操作挑取少许菌苔于水滴中，混匀并涂成薄膜。若用菌悬液（或液体培养物）涂片，可用接种环挑取 2～3 环直接涂于载玻片上。注意：滴生理盐水（蒸馏水）和取菌时不宜过多，且涂抹要均匀，不宜过厚。

（3）自然风干或微热促其快干，干后快速在火焰上通过 3 次，以固定涂片。

（三）染色

（1）滴加结晶紫液，覆盖约 1 min。

（2）轻轻用水冲净结晶紫液。用纸巾吸去多余的水分。

（3）滴加碘液，覆盖约 1 min。

（4）轻轻用水冲去碘液。

（5）滴加95% 乙醇数滴，轻轻摇动玻片几秒，使其均匀脱色，然后使玻片倾斜，使脱掉的染料随乙醇流去，再滴加乙醇，直到流下的乙醇无色或稍淡紫色为止（约需30 s），之后立即用细流水将乙醇冲掉。

（6）用番红染液复染 30 s。

（7）用流水冲洗净并用滤纸吸干。

（四）镜检

向玻片上的细菌涂抹区滴加 1 滴香柏油，用显微镜油镜直接在载玻片上观察，记录所见的微生物颜色（紫色/革兰阳性或红色/革兰阴性）、形态（球菌、杆菌、球杆菌等）及排列方式（单体、链状、成对、成串等）。

（五）注意事项

（1）每次染色都应使用干净的新玻片。

（2）用火焰固定时不可过热，以载玻片不烫手为宜。过热会使染色反应不正确。

（3）洗片时水流不要太大，不要直接冲洗菌液覆盖的地方，以免将菌体冲掉。

（4）镜检时，以分散开的细菌的革兰染色反应为准。过于密集的细菌常常呈假阳性。

（5）对一般容易生长的异养细菌，以检查培养 18～24 h 的菌为宜。革兰染色阴性的细菌的染色反应稳定，不易受菌龄的影响。革兰染色阳性的细菌的染色反应有的受菌龄的影响：较幼的细胞培养 18～24 h 或更短的，呈阳性反应；较老的细胞，培养 24 h 或48 h 以上的细胞，则部分或全部细胞转变为阴性反应。区分革兰染色结果时应注意。

（6）为了吸附抗生素，梅里埃血液培养基内有活性炭微粒，这些微粒可能被误认为是染色很深的革兰阳性菌。所以，应该用未接种的梅里埃血液培养基作为阴性对照，与阳性血培养物染色片对比，以便更好地区分。

（7）保存好染色片（至少一周），直到转种的固体培养基上可以看到有菌落生长，以便进一步认证和描述。

（8）所有染液应防止水分蒸发而影响浓度，尤其是卢革氏碘液久存或受光作用后已失去媒染作用。脱色乙醇以 95% 浓度为宜，若容器密封不良或涂片上积水太多，可使乙醇浓度下降而影响其脱色能力。

（六）质量控制

（1）当新的试剂开启时，应先用标准菌株进行质控，登记结果并放入实验室档案。

（2）每次实验均应进行质控。革兰阳性质控菌株为金黄色葡萄球菌（ATCC 25923）；革兰阴性质控菌株为大肠埃希菌（ATCC 25922）。如果质控菌株的染色效果不清晰，应由有经验的检验人员将试剂及染色方法重新检查一遍，有必要的话更换新的试剂。如果在质控片染色时发现有深色的颗粒，应该将试剂过滤并重新进行质控。

四、细菌的鉴定

（一）细菌培养物的鉴定标准操作规程

血琼脂和巧克力琼脂培养基上细菌、真菌菌落的形态观察及革兰染色（见表 2 - 1 - 1）。

表 2 - 1 - 1　菌落形态观察及革兰染色

培养基及菌落形态		革兰染色	鉴定
血琼脂	巧克力琼脂		
生长，灰色半透明，光滑，圆润，中央突起	与血琼脂培养基上形态相似	G⁻ 双球菌	脑膜炎奈瑟菌
生长，α - 溶血	生长，α - 溶血	G⁺ 双球菌或球菌	肺炎链球菌
不生长	生长，灰色/无色，半透明，圆润	G⁻ 杆菌或球杆菌	流感嗜血杆菌
生长，金黄色，β - 溶血	生长，金黄色，β - 溶血	G⁺ 球菌，葡萄状	金黄色葡萄球菌
生长，光滑湿润，半透明略带灰白色，α - 溶血	生长，与血平板形态相似	G⁺ 成双/单、短链或长链球菌	猪链球菌
生长，光滑/粗糙、低凸、湿润、灰色	生长，与血平板形态相似	G⁻ 杆菌	大肠杆菌
任何一种培养基生长，任何形态		G⁻/G⁺	其他细菌

（二）菌落的纯培养

挑取 2～3 个疑似菌落分别接种血平板 36 ±1 ℃培养 18～24 h，根据菌落形态和镜检结果选择合适的鉴定方法进行鉴定。

（三）疑似菌落的鉴定

（1）菌落和细菌形态鉴定：对于纯化分离到的细菌应根据其在不同培养基上的菌落形态及革兰染色镜检进行形态鉴定。

（2）生化鉴定：形态鉴定后应针对不同的细菌选做相应的生化反应做进一步鉴定，包括触酶实验、奥普托欣（Optochin）敏感性实验、胆汁溶解实验、血浆凝固酶实验、杆菌肽（bacitracin）敏感实验、V/X因子需求实验等生化反应，也可使用全自动生化鉴定仪进行鉴定。

（3）其他鉴定：根据需要采用血清分型方法对菌株进行进一步鉴定。

五、质量控制

（1）血琼脂应该用羊血，不要用人血。因为人血中有抗体存在，可能抑制细菌的生长。

（2）用温度计监测记录冰箱、培养箱的温度，保证其温度波动不超过 1 ℃。监视 CO_2 培养箱中 CO_2 的流量情况，确保钢瓶内气体充足。

（3）每一批培养基都应用标准菌株进行质控，同时培养基使用前应进行无菌测试。

（4）每一次鉴定都应有标准菌株同时进行实验（见表 2 - 1 - 2），用以监控环境、仪器、培养基及试剂质量。如果标准菌株未显示预期结果，本次实验视为失败，应查找原因重新进行实验。

表 2 - 1 - 2　质控菌株生长特性

质控菌株	实验	结果
肺炎链球菌 （ATCC 49619）	血琼脂生长	生长（α - 溶血）
	Optochin 敏感实验	Optochin 敏感
	胆汁溶菌实验	胆汁溶解
化脓性链球菌 （ATCC 700294）	血琼脂生长	生长（β - 溶血）
	触酶实验	触酶阴性
草绿色链球菌	Optochin 敏感实验	Optochin 抵抗
	胆汁溶菌实验	胆汁不溶
金黄色葡萄球菌 （ATCC 25923）	血琼脂生长	生长（β - 溶血）
	凝固酶实验	凝固酶阳性
	触酶实验	触酶阳性
	革兰染色	G^+
表皮葡萄球菌	凝固酶实验	凝固酶阴性
流感嗜血杆菌 （ATCC 49247）	巧克力琼脂生长	生长
	X 和 V 因子需求	需要 X 和 V 因子

续表 2 - 1 - 2

质控菌株	实验	结果
大肠埃希菌 （ATCC 25922）	MacConkey 琼脂生长	生长（粉色菌落）
	血琼脂生长	生长（无溶血）
	三糖铁	底层变酸/斜面变酸/产气/H_2S^-
	氧化酶实验	氧化酶阴性
	革兰染色	G^-
	尿素酶实验	尿素酶实验阴性
	吲哚实验	吲哚实验阳性
	柠檬酸盐利用实验	柠檬酸盐利用阴性
	赖氨酸铁琼脂	底层变酸/斜面产碱/H_2S^-
铜绿假单胞菌 （ATCC 27853）	氧化酶实验	氧化酶阳性
	吲哚实验	吲哚实验阴性
鼠伤寒沙门氏菌 （ATCC 14028）	MacConkey 琼脂生长	生长（无色菌落）
	柠檬酸盐利用实验	柠檬酸盐利用阳性
	赖氨酸铁琼脂	底层变酸/斜面产碱/H_2S^+
	三糖铁	底层变酸/斜面产碱/产气/H_2S^-
肺炎克雷伯菌 （ATCC 35657）	尿素酶实验	尿素酶实验阳性

六、乳胶凝集和核酸检测

对于细菌培养阴性的标本，用乳胶凝集法和 PCR 方法进行检测。乳胶凝集实验检测的病原包括脑膜炎奈瑟菌、流感嗜血杆菌和肺炎链球菌。PCR 方法检测的病原菌包括脑膜炎奈瑟菌、流感嗜血杆菌、肺炎链球菌、金黄色葡萄球菌和猪链球菌等。

脑脊液的乳胶凝集检测标准操作规程参照相关商业化试剂盒说明进行。

核酸检测的标准操作将在后文各病原检测技术部分详述。

七、菌种的保存与运输

（一）菌株的保存

冻干或冷冻是长期保存菌株的最佳方法。冻干是保存菌株最方便的方法，因为冻干细菌可以在 4 ℃或 -20 ℃中长期保存，并在运输过程中无不良影响。

1. 冻干保存

（1）将单菌落接种于血平板或巧克力平板，于 5% CO_2 条件下在 35 ～ 37 ℃培养

18～20 h，检测菌株的纯度。用无菌棉签刮取纯菌苔，在灭菌脱脂牛奶管中轻轻辗压，制备成均匀的菌悬液，取约 2.5 mL 悬液置于无菌安瓿瓶或冻干瓶中。注意要始终保持无菌。

（2）细菌悬液可以用两种方法冻在冻干瓶的瓶壁上。一种是在加入细菌悬液之前将冻干瓶一直存放于 -70 ℃，加入细菌悬液后快速摇动瓶子使悬液冻于瓶壁。将瓶子放回 -70 ℃ 冰箱，直到放入冻干机。另一种是如果没有 -70 ℃ 冰箱，95% 乙醇和干冰混合物可用于细菌悬液的冻干，方法是：将细菌悬液放入冻干瓶中，以 45°～60° 角在乙醇-干冰混合物中旋转。

（3）将冻干瓶放入冻干机，一般 4～5 h 可完全冻干 10～20 个小瓶。最后将冻干瓶密封（在冻干机内部真空环境中，用扳手密封小瓶）。密封后的小瓶可存放于 4 ℃ 或冷冻温度。

2. 冷冻保存

（1）将单菌落接种于血平板或巧克力平板，于 5% CO_2 环境中在 35～37 ℃ 培养 18～20 h，检测菌株的纯度。

（2）用一个无菌棉签收集平板上的所有细菌培养物，将棉签插入容量为 2 mL、带螺口帽、装有 1 mL 无菌去纤维血（绵羊血、马血或兔血，不可用人血）或脱脂牛奶的冻存管中。另外，也可用市售的带珠子的冻存管。快速旋转棉签释放细菌，并在冻存管内壁上挤压棉签，以将其中过多的菌悬液挤压出来。如果是带珠子的冻存管，则拧上盖子用力摇动使珠子与细菌充分接触，然后吸出液体部分丢弃。用完的棉签丢弃于消毒剂中。

（3）将冻存管放入液氮冷冻器（-120 ℃）或 -70 ℃ 冰箱中，-20 ℃ 冰箱也可以使用，但细菌存活能力有所降低，不宜使用带有自动除冰装置的冰箱。

（二）菌株的运输

1. 冻干菌株的运输

冻干菌株可以在没有冷链的情况下运输，但包装必须符合 B 类和 UN 3373 标准。在放入一个存有干燥剂的金属容器之前，每个小瓶或管子应该独立包装。这个容器应该封存在运输的容器中，贴上地址标签、组织标签和病原因子危险标签（EA 标签）。一个包装中不应超过 50 mL 培养物。

2. 冻存管的运输

冻存管须在低温条件下运输。包装同冻干菌株的运输。

（三）质量控制

（1）菌株冻存之前必须是新鲜纯培养的细菌。

（2）使用有质量保证的冻存管、脱脂奶粉或去纤维血，自行制备脱脂牛奶时脱脂要干净，并且要保留其中的水分。

（3）注意监测冰箱的温度，不能长时间断电，不要反复冻融冻存管。

（邵祝军　朱兵清　殷斌　丁峥嵘　伏晓庆）

第二章　脑膜炎奈瑟菌

第一节　基本特征

一、病原学特征

脑膜炎奈瑟菌（Nm）又被称为脑膜炎双球菌（*Diplococcus intracellularis*），其为需氧的革兰阴性菌，呈肾形或豆形，常成对排列。该菌仅存在于人体，可从带菌者鼻咽部，患者的血液、脑脊液和皮肤瘀点中检出。脑脊液中的细菌多见于中性粒细胞内，仅少数在细胞外。普通培养基上不易生长，在含有血液、血清、渗出液及卵黄液培养基上生长良好，一般在5%～10%的二氧化碳环境下生长更好。本菌对寒冷、干燥及消毒剂极为敏感。在体外极易死亡，病菌能形成自身溶解酶，故采集标本后必须立即送检接种[1]。

根据菌体荚膜层的多糖，目前至少可分成13种血清型，其中A，B，C，X，Y，Z和W－135型在临床上日趋重要[2]。但90%以上的病例由A，B，C三群引起，大流行均由A群引起，B群和C群仅引起散发和小流行[3]。

二、临床表现

流脑病情复杂多变，轻重不一，一般可表现为三个临床类型，即普通型、暴发型和慢性败血症型，其中普通型占90%左右。Nm感染可有多种临床表现，如肺炎、关节炎、菌血症、脑膜炎等，脑膜炎是最常见的表现形式。流脑潜伏期为2～10天，一般3～4天。临床表现为突然寒战、高热、恶心、呕吐、流涕、鼻塞、咽痛、全身疼痛、头痛加重；面色苍白、四肢发凉、皮肤发红，并有散在的小出血点，唇周及指端青紫，唇周单纯疱疹；烦躁不安、谵妄、昏迷或惊厥；皮肤、黏膜瘀点典型或融合成瘀斑，血压明显下降、脉搏细速、脉压差缩小、颈项强直、角弓反张、克氏征和布氏征阳性、对光反应迟钝等。10%～20%的存活者将留有长期后遗症，如智力障碍、听力损伤等。婴幼儿发作多不典型，除高热、拒乳、烦躁及哭啼不安外，惊厥、腹泻及咳嗽较成人多见，脑膜刺激征可缺如[4]。

三、流行病学特征

流行性脑脊髓膜炎（epidemic cerebrospinal meningitis，以下简称"流脑"）为冬春季节常见的急性呼吸道传染病，患者以儿童多见，婴幼儿患者病情更为凶险。从全球来看，流脑流行的地域分布极广，几乎遍及各大洲。各国之间流脑的发病程度差异很大，一般在发达国家发病率较低，在发展中国家发病率较高[5]。目前，全世界流脑以非洲，特别是撒哈拉沙漠以南地区发病率最高，其次是亚洲。2002 年 1—4 月，WHO 报告在非洲布基纳法索、尼日尔、埃塞俄比亚、加纳和多哥 5 国暴发流脑，患者达 20 953 例，死亡 2 127 例[6]。2004 年 1—3 月布基纳法索、尼日利亚再次发生流行。在非洲流行地带内，流脑常出现周期性流行，间隔时间已由过去的每 8～10 年一次缩短到每 3～5 年出现一次，而且流行地带的范围还在不断扩大，如果不控制这种流行趋势，将会殃及世界其他地区[7]。A 群血清群是最为流行的血清群，在苏丹、肯尼亚和乌干达部分地区出现 W135 群流行，尼日尔西部及肯尼亚和乌干达出现 X 群暴发流行。在 2008 年 1 月 1 日—2 月 10 日 6 周时间里，共报告 2 312 例病例，包括 324 例死亡病例（2007 年同期报告 3 274 例病例，包括 413 例死亡病倒）。其中，布基纳法索报告最多，共 1 422 例，包括 204 例死亡病倒，A 群仍是最主要的流行血清群[8]。纵观我国流脑流行的情况，近几十年来约经历 5 次大流行，其中以 1967 年春季最为严重，发病率达 403 例/10 万人，病死率为 5.49%，总的来看是 3～5 年出现一次小的流行，8～10 年出现一次大的流行。我国历史上流脑发病以 A 群为主，自 20 世纪 80 年代推广使用 A 群脑膜炎多糖菌苗以来，流脑得到了有效控制。1985—2000 年的资料显示，流脑发病呈逐年下降的趋势[9]，2000 年以来发病率一直稳定在 0.2 例/10 万人左右，未再出现全国性大流行，但近年来 B 群和 C 群有增多的趋势。

流脑在任何年龄均可发病，但以 15 岁以下为主，5 岁以下发病率最高。在不同情况下，发病年龄分布也可有较大差别。流脑发病季节以冬春季节为主，较其他传染病稳定。一般自上年 7 月至次年 6 月为一个流行年度，共分 4 个时期：间歇期（或称稳定期）7—10 月、流行前期（或称先兆期）上年 11 月—次年 1 月、流行期（或称高峰期）2—4 月、流行后期（或称下降期）5—6 月。在流脑流行地带，此病常出现周期性流行，如今流行的间隔时间似乎有缩短的趋势，由过去每 8～10 年缩短到每 3～5 年出现一次流行[10]。

流脑的感染类型是多样化的，包括亚临床型感染、出血点型感染、临床型感染（上感型、鼻咽型及顿挫型）及典型的脑膜炎患者，感染者均可成为本病的传染源，带菌者或轻型患者作为传染源的作用可能更大。通过空气飞沫传播是本病的唯一传播方式。人对流脑普遍易感，但多数人感染后成为带菌状态，发病者只是极少数。

参考文献

[1] Tzeng Y L, Stephens D S. Epidemiology and pathogenesis of *Neisseria meningitides*[J]. Microbes Infect，2000：687 – 700.

［2］ Stephens D S. Biology and pathogenesis of the evolutionarily successful，obligate human bacterium *Neisseria meningitides*［J］. Vaccine，2009(27)：B71 - B77.

［3］ Harrison L H，Trotter C L，Ramsay M E. Global epidemiology of meningococcal disease ［J］. Vaccine，2009(27)：B51 - B63.

［4］ 李风翔. 计划免疫学［M］.北京：人民出版社，2002，178 - 184.

［5］ 朱展鹰，李东悦，黄国超，等. 流脑的流行及免疫预防概况［J］.中国热带医学，2005，5(4)：203 - 204.

［6］ 魏承毓. 流行性脑脊髓膜炎［J］.预防医学论坛，2004，10(6)：764 - 768.

［7］ Stephens D S，Greenwood B，Brandtzaeg P. Epidemic meningitis，meningococcaemia，and *Neisseria meningitides*［J］. Lancet，2007，369：2196 - 2210.

［8］ Pizza M R，Rappuoli R. *Neisseria meningitidis*：pathogenesis and immunity［J］. Microbiology，2015，23：68 - 72.

［9］ 徐丽. 我国流脑发病的形势与预防［J］.疾病监测，2003，17(2)：74.

［10］ Goldschneider I，Gotschlich E C，Artenstein M S. Human immunity to the meningococcus. II. Development of natural immunity［J］. J Exp Med，1969，129：1327 - 1348.

（张祺 刘佳 徐闻）

第二节 检 测 技 术

一、脑膜炎奈瑟菌的鉴定

细菌培养相关操作流程和方法见前文所述。

（一）种属鉴定

可用 API NH 生化鉴定试剂条。操作见《API 鉴定系统检测方法标准操作规程》，或采用 VITEKII 等全自动细菌鉴定仪（操作见相应的仪器使用标准作业程序），结果判定按生产商提供的使用说明书进行。

（二）血清群鉴定

通过血清玻片凝集法可对菌株进行血清学鉴定，这也是标准的脑膜炎奈瑟菌菌株血清分群方法。脑膜炎奈瑟菌分群血清包括多价 I（包含 A，B，C，D 群）、多价 II（包含 Y，H，29E 群）、多价 III（包含 W135，X，I，K 群）及各群单价血清，共计 13 种。但世界卫生组织（WHO）已不推荐 D 群作为常规检测的血清群。

二、Real - time PCR 检测

（一）材料与设备

特异性引物和探针、2×PCR 反应混合物、超纯水、Real - time PCR 仪、PCR 工作

柜、安全柜或超净台、移液器、带滤芯的枪头、Eppendorf 管、PCR 反应板/管、PCR 管盖、无粉乳胶手套和防护服。

（二）操作步骤

1. 实验准备

（1）清洁工作区域。

注：PCR 预混液配制区应与 DNA 加样区有物理隔离，实验操作中所使用的水、移液器、枪头、隔离衣及 PCR 反应相关耗材等均应分区域固定放置，不可以交叉使用。

（2）加入 DNA 前，启动 Real-time PCR 仪，使仪器预热。

2. DNA 提取

参照相关 DNA 提取试剂盒说明书进行。每次应设置纯水对照，与标本一起提取 DNA，用于检测标本提取中的污染情况。

3. PCR 反应体系的配制

（1）引物和探针序列[1]见表 2-2-1。

表 2-2-1　脑膜炎奈瑟菌 Real-time PCR 检测引物和探针序列

目的基因	引物方向和探针	核苷酸序列（5′→3′）	终浓度（nmol/L）
ctrA	上游	TGTGTTCCGCTATACGCCATT	900
	下游	GCCATATTCACACGATATACC	900
	探针	FAM-AACCTTGAGCAA "T" CCATTTATCC TGACGTTCT-SpC6	100

注："T"标记 BHQ1。

（2）反应体系的配制。每次检测应包括纯水对照、1 份阳性对照和 4 份无模板对照。

注：因加样过程中，液体可能沾在离心管壁上而损失，所以在实际需要的基础上应多配制 1～2 个 PCR 体系，以保证每个反应管中液体的体积。

每个管中只加入一种引物和探针。体系配制可参考表 2-2-2。

表 2-2-2　脑膜炎奈瑟菌 Real-time PCR 检测反应体系（20 μL）

体系组分	体积（μL）
ddH$_2$O（RNase Free）	4.7
2×PCR 反应混合物	10.0
引物 1（20×）	1.0
引物 2（20×）	1.0
探针（20×）	1.0
参比染料 ROX（1∶500 稀释）	0.3
模板 DNA	2.0

注：有些厂家的 2×PCR 反应混合物中已经含有参比染料 ROX，配制体系时不需要再加 ROX；有些荧光 PCR

仪不需要用参比染料进行荧光信号校正，此时就不需要加入 ROX。

（3）固定反应板，在记录纸上标记不同样品的位置。（非常重要！）

（4）按照记录纸上的顺序分装预混液，每管 18 μL，分装过程中应尽量避免产生气泡，注意防止交叉污染，在分装预混液后分别向 2 份无模板对照中加入 2 μL 超纯水，盖上盖子，全部反应板用贴膜封闭或放入带盖的容器后移入 DNA 加样区。

（5）在 DNA 加样区按每管 2 μL 加入样品 DNA、纯水对照和剩下的 2 份无模板对照后，盖上盖子，最后加入相应的阳性对照 DNA。

（6）将反应板放入仪器相应反应板槽，注意位置及方向应正确，盖上反应盖。

（7）在电脑软件中设置反应板及反应程序，注意不同的探针标记物须选择相应的荧光进行检测。

（8）设置反应条件见表 2 - 2 - 3。

表 2 - 2 - 3　脑膜炎奈瑟菌 Real - time PCR 检测反应条件

反应步骤	反应温度	反应时间	循环数
1	95 ℃	2 min	1
2	95 ℃	5 s	从第 3 步返回第 2 步，循环 50 次
3	60 ℃	20 s	

注：使用不同厂家的 2 × PCR 反应混合物，反应条件需要根据说明书进行调整。

（9）确认程序及设定均正确后，运行程序。

（三）结果分析

（1）如果纯水对照出现问题，应对结果阳性的样品重新提取 DNA 检测。

（2）如果无模板对照出现问题，应对结果阳性的样品进行重复检测。

（3）如果阳性对照出现问题，对全部样品均应进行重复检测。

（4）推荐判断标准：扩增图应是光滑的 S 曲线，如果曲线的形状改变，应当认为阴性或者重新检测。手动拖拽阈值线至基线上方后读取 Ct 值，根据以下标准判断检测结果：

$$阳性为 Ct < 36；阴性为 Ct > 40；可疑为 36 \leqslant Ct \leqslant 40$$

Ct 值在 36 ~ 40 之间时结果为可疑，应该重新检测。重新检测时可采取以下两种方法：①将模板稀释 4 ~ 10 倍和用 4 μL 模板代替 2 μL 两种方法重复检测，如果 Ct 值降至 36 以下，该标本判断为阳性，否则为阴性；②同时设置 3 个平行孔检测，如果 2 个或 3 个孔出现良好的扩增曲线，判为阳性，否则判为阴性。

（四）注意事项

（1）各项工作结束后，均应注意对相应操作区域进行清洁处理，可采用含氯消毒剂和 75% 乙醇擦拭的方法。

（2）操作过程中如果有液体溅出或污染手套，应及时用 75% 乙醇擦拭污染区域或及时更换手套。

（五）质量控制

1. 试剂的统一

在同一个公司合成 Real – time PCR 反应所需的引物和探针，选择同一个公司的 2 ×
PCR 反应混合物。

2. 灵敏性检测

包括检测 Real – time PCR 反应体系的最低检测限度和检测已知样品的 Ct 值。参加
项目的每个实验室在初次应用该方法之前，应对所有 Real – time PCR 反应体系的灵敏性
进行检测，相应的 Ct 值在各实验室之间相差不能超过 1。每次更换试剂批次时均进行灵
敏性检测。

3. 阴性对照

包括自临床标本中提取 DNA 时设置的纯水对照和配制 PCR 反应体系时设置的无模
板对照。每一次实验都需要设置这两种阴性对照。对于阴性对照出现阳性结果的情况应
仔细分析后重新检测。

4. 阳性对照

由实验室统一制备，通过多次实验检测其扩增 Ct 值，使用时要求 Ct 值不得偏离该
值 1 以上。

5. 结果判定

采用相同的判定标准对检测结果进行分析，对于难以判断的结果，采用稀释和加倍
模板的方法重复检测。

三、乳胶凝集检测

参考脑膜炎奈瑟菌（A，B，C，Y 和 W135 群）检测试剂盒说明书进行检测。

参考文献

[1] 朱兵清，徐丽，李马超，等. 检测和鉴别不同血清群脑膜炎奈瑟菌 Taq Man 荧光含
量 PCR 方法的建立及应用，中华流行病学杂志，2008，29(4)：360 – 364.

（邵祝军　朱兵清　赵世文）

第三章　流感嗜血杆菌

第一节　基 本 特 征

一、病原学特征

流感嗜血杆菌（*Haemophilus influenzae*，Hi）是一类没有运动能力，无芽孢，呈球杆状，杆状或长丝状等多形性的革兰阴性杆菌，以人类为唯一寄生对象[1]。Hi 菌为巴斯德氏科嗜血杆菌属。Hi 菌既是正常人上呼吸道的常住菌，又在一定条件下可成为致病菌，引起呼吸道局部感染或全身感染。

Hi 细菌在呼吸道的黏附是其致病的第一步，呼吸道带菌首先发生于无纤毛的上皮细胞或黏液表面。Hi 能分泌 IgAI 蛋白酶，其他致病菌如肺炎链球菌、脑膜炎双球菌都能分泌此酶。无致病能力的细菌则不分泌此酶。因此，认为 IgAI 蛋白酶在致病中起作用，且与细菌在呼吸道的黏附和进一步侵入有关。黏附于呼吸道的 Hi 可通过局部扩散或侵入血流而引起呼吸道感染。Hi 也可通过血行播散引起感染，如会厌炎、肺炎及脑膜炎等。从呼吸道侵入的细菌直接侵入血管内皮细胞而进入血液，并且细菌是通过吞饮作用而穿过内皮细胞的。Hi 的表面结构，如荚膜、脂多糖等在其引起侵袭性感染的过程中也起一定作用[2]。

二、临床表现

由流感嗜血杆菌自然产生的疾病只会在人类出现。偶尔也会引起蜂窝组织炎、骨髓炎及关节感染。没有荚膜的流感嗜血杆菌会引起儿童的耳朵感染（如中耳炎）、眼睛感染（结膜炎）及鼻窦炎，并且连带肺炎。而具有荚膜的流感嗜血杆菌是儿童社区获得性感染的重要病原，能引起化脓性脑膜炎（简称"化脑"）、肺炎、败血症和急性中耳炎等急性感染性疾病，严重危害儿童健康[3]。其中 b 型流感嗜血杆菌在流感嗜血杆菌感染性疾病中占 97.8%，其主要引起儿童（尤其是小于 2 岁）严重的侵袭性感染，约90% 流感嗜血杆菌脑膜炎的菌株为 b 型[4]。

三、流行病学特征

Hi 自 1931 年由 Margaret Pittnan 发现以来，仍是目前引起儿童呼吸道感染的主要致病菌。Hi 可分为无荚膜型和荚膜型两大类。无荚膜型在人群中的鼻咽部带菌率为 50%～80%，多引起成人及儿童的非侵袭性感染，如鼻窦炎、中耳炎、会厌炎、慢性支气管炎的重复感染。而有荚膜型多引起化脓性脑膜炎、肺炎、菌血症等侵袭性感染，有荚膜的菌株其抗原是荚膜多糖，根据这一抗原结构的不同可将其分成 a～f 共 6 个血清型，其中以 b 型毒力最强，可侵入血液引起小儿严重感染[1]。

经济发达的国家在 20 世纪 80 年代，即在 Hib 疫苗研制和推广应用之前，50% 以上的 Hib 感染患者主要表现为脑膜炎，除不同的国家除脑膜炎绝大多数排第一位外，其他 Hi 所致疾病的排位略有不同[5]。Hib 脑膜炎居细菌性脑膜炎的首位，具有发病率高、病死率高和致残率高的特点。在发展中国家，除脑膜炎外，Hib 引起的急性呼吸道感染如肺炎更是造成严重的经济负担。在法国[6]，小儿感染 Hi 的疾病中，脑膜炎占 64% 左右，会厌炎占 7%，肺炎占 7%，关节炎占 7%，败血症占 6%，软组织炎占 5%，其他占 4%。我国 Hi 疾病除会厌炎外，其他均有报道，尤其多见的是脑膜炎和下呼吸道感染。

人类是 Hib 唯一已知的宿主。受 Hib 感染的患者和无症状携带者是该病的传染源。大多数传播是通过与携带者接触所致，而携带者人数大大超过发病者。Hib 较广泛地寄居于正常人的上呼吸道，该病主要由呼吸道分泌物通过空气飞沫和密切接触进行传播[7]。在咽喉部获得感染，可导致咽喉无症状携带，并可持续数月，在感染者中少数人发生侵袭性疾病。咽喉携带 Hib 的发生率各国不同，在发达国家，携带率为 1%～4%；在发展中国家则资料不多，冈比亚 Hib 携带率为 33%。Hib 携带率与年龄和 Hib 发病率密切相关。

研究表明，不同年代、不同地区 Hi 血清型存在较大地区差异。20 世纪 50～60 年代，Hib 的检出率是 14.3%；20 世纪 80 年代至 2002 年，Hib 的检出率是 20.5%[8]。陈民钧等[9]用 Hib 型抗原乳胶凝集实验对北京、上海和广州地区的菌株进行研究，发现 3 个地区 Hib 分别占 1.8%，32.3% 和 6.5%。之后报道北京 2000 年 Hib 检出率是 13.7%[10]。2002 年 Wang[11] 等报道北京及合肥的两项血清学调查表明，Hib 是引起 10% 肺炎病例发病的可能病原体，仅次于肺炎链球菌而排在病原菌的第 2 位，只有 1% 的病例检出 NTHi。张鸿[12] 等在 2003 年做的统计表明 Hib 的检出率为 19%。华春珍[13] 等对杭州 247 株 Hi 进行血清分型研究发现，不可分型菌株占 61.9%，可分型菌株占 38.1%，其中可分型菌株中以 d 型为主，构成比达 90.4%，b 型仅为 1.1%。

在国外，孟加拉国化脓性脑膜炎由 Hi 引起的占 35%，这其中有 97.1% 为 Hib 感染[14]。意大利学者报道了 1997—1998 年分离的 Hi 菌株中 b 型占 91.2%，f 型占 0.9%，不可分型占 7.9%[15]；1998—1999 年分离的 Hi 菌株均为 Hib；2000—2001 年对 7 例患者标本进行追踪检测，其中有 5 株为 e 型[16]。波兰学者从感染者的下呼吸道分泌物中分离的 Hi 菌株中 b 型占 40.3%、e 型占 38.9%、f 型占 16.7%、d 型占 4.1%[17]。

　　Hib 感染的发病率男性高于女性，这种男性儿童较女性易患 Hib 感染与男性儿童易患各种感染性疾病的情况相一致，与感染的机会有关，但其性别之间的比例在不同国家不同疾病间有所不同，如瑞士部分地区患会厌炎的男女性比例为 2:1，脑膜炎则为 1.4:1；澳大利亚会厌炎男女性之比为 55:1，脑膜炎为 1.08:1[5]。我国报告的结果也有差异，沈叙庄[18]报道在确诊的 32 例小儿 Hib 患者中，男女性别比为 1.4:1，黄达枢[19]报道的则为 2:1。Hib 脑膜炎的一个突出特点是发病年龄小，婴幼儿易感性高，主要与这一时期体液免疫功能发育不完善有关。大量报道均表明发病年龄主要集中在 5 岁以下，尤其是 2 岁以下，且以 4～18 个月年龄组最危险。

参考文献

[1] 张艳，裴益辉，华春珍．流感嗜血杆菌分型的研究进展[J].中国预防医学杂志，2009，5：430 - 433.

[2] 杨帅．b 型流感嗜血杆菌感染疾病流行病学及防治研究进展[J].中国自然医学杂志，2009，6：465 - 468.

[3] 樊慧珍，黄文杰．下呼吸道常见致病菌的基因诊断[J].实用医学杂志，2003，7：810 - 811.

[4] 温群文，李博，段永翔．流感嗜血杆菌感染及其防治[J].疾病控制杂志，2008，1：58 - 62.

[5] 沈叙庄，杨永弘．小儿嗜血流感杆菌感染流行病学及预防[J].临床儿科杂志，1992，4：281 - 283.

[6] Reinert P, Liwartowski A, Dabernat H, et al. Epidemiology of *Haemophilus influenzae* type b disease in France[J]. Vaccine, 1993, 11: S38 - S42.

[7] 吴昕，贾作民，黎明强．Hib 感染性疾病的免疫预防[J].微生物学免疫学进展，2006，4：76 - 80.

[8] 胡惠丽，胡其云，何乐健，等．儿童社区获得性肺炎死亡病例中 b 型流感嗜血杆菌的检测[J].中华传染病学杂志，2005，26(8)：604 - 607.

[9] 陈民钧，谢秀丽，张秀珍，等．北京上海广州地区的流感嗜血杆菌分离及药敏实验[J].中华传染病杂志，1998，16 (4)：236 - 239.

[10] 王亚娟，姚德秀，燕润菊，等．b 型流感嗜血杆菌在儿童急性下呼吸道感染中的地位[J].中华医学杂志，2000，80(5)：373 - 374.

[11] Wang Y J, Vuori - Holopainen E, Yang Y, et al. Relative frequency of *Haemophilus influenzae* type b pneumonia in Chinese children as evidenced by serology[J]. Pediatri Infect Dis J, 2002, 21(4)：271 - 277.

[12] 张鸿，陆权，李万华，等.小儿急性呼吸道感染流感嗜血杆菌耐药性研究[J].临床儿科杂志，2003，21(1)：17 - 19.

[13] 华春珍，俞惠民，尚世强，等.流感嗜血杆菌的血清分型和耐药模式研究[J].中华儿科杂志，2004，42 (11)：854 - 858.

[14] Saha S K, Baqui A H, Darmstadt G L, et al. Invasive *Haemophilus influenzae* type b

diseases in Bangladesh, with increased resistance to antibiotics[J]. J Pediatr, 2005, 146(2): 227 – 233.

[15] Ciofi degli Atti M L, Cerquetti M, Tozzi A E, et al. *Haemophilus influenzae* invasive disease in Italy, 1997—1998 [M]. European Journal of Clinical Microbiology & Infectious Diseases. Springer: 2001.

[16] Cerquetti M, degli Atti M L C, Cardines R, et al. Invasive type e *Haemophilus influenzae* disease in Italy[J]. Emerg Infect Dis, 2003, 9(2): 258.

[17] Skoczyńska A, Lewandowska M, Klarowicz A, et al. Prevalence and serotype distribution of encapsulated *Haemophilus influenzae* isolates from patients with lower respiratory tract infections in Poland[J]. J Clin Microbiol, 2005, 43(2): 938 – 941.

[18] 沈叙庄, 杨永弘, 张桂荣, 等. 流感嗜血杆菌脑膜炎 32 例临床分析[J]. 中华传染病杂志, 1990, 8(4): 242.

[19] 黄达枢. 婴儿感冒杆菌脑膜炎[J]. 中华儿科杂志, 1955, 6(2): 116 – 119.

（刘为勇　孙自镛）

第二节　检　测　技　术

一、流感嗜血杆菌的鉴定

细菌培养相关操作流程和方法详见前文所述。

（一）种属鉴定

1. V、X 因子需求实验

将在巧克力平板上纯培养的细菌用 1 mL 生理盐水配制 1 个麦氏单位的菌悬液，用无菌棉签将菌悬液均匀涂布接种到 MH 平板上，待平板干燥后，将 X 因子、V 因子和 V + X 因子纸片贴于平板上（其中 X、V 因子纸片的间隔为 1～2 cm，X + V 因子与 X 或 V 因子纸片的间隔不小于 3 cm），置于 5% CO_2 的培养箱中过夜。只在 X + V 因子纸片周围生长，而 X 因子和 V 因子纸片周围不生长的菌落可判定为流感嗜血杆菌。

2. 生化反应

可选用 API NH 试条检测被检菌的生化特性，操作见《API 鉴定系统检测方法标准操作规程》，或采用 VITEK 等全自动细菌鉴定仪（操作见相应的仪器使用标准作业程序），结果判定按生产商提供的使用说明书进行。

（二）血清型鉴定

采用玻片凝集法，分别用流感嗜血杆菌 a～f 单价血清进行血清分型。

二、Real-time PCR 检测

引物和探针序列见表2-3-1。其他相关操作规程参照前文脑炎奈瑟菌检测技术部分所述。

表2-3-1　流感嗜血杆菌 Real-time PCR 检测引物和探针序列[1]

目的基因	引物方向和探针	核苷酸序列（5'→3'）	终浓度（nmol/L）
bexA	上游	TGCGGTAGTGTTAGAAAATGGTATTATG	600
	下游	GGACAAACATCACAAGCGGTTA	600
	探针	HEX - ACAAAGCGTATCAATACTACAACGAGACGCAAAAA - SpC6	100

注：T 标记 BHQ1。

三、乳胶凝集检测

参照相关商业化试剂说明书进行。

参考文献

[1] 朱兵清，李马超，徐丽，等. Taq Man 荧光定量 PCR 检测流感嗜血杆菌和肺炎链球菌方法的建立及应用[J]. 中华流行病学杂志，2009，32(3)：263-267.

（朱兵清　邵祝军）

第四章　肺炎链球菌

第一节　基本特征

一、病原学特征

肺炎链球菌又名肺炎球菌，于 1881 年首次由巴斯德（Louis Pasteur）及 G. M. Sternberg 分别在法国及美国从患者痰液中分离出来。肺炎链球菌为革兰阳性菌，直径约 1 μm，菌体呈矛头状，多成双排列，宽端相对，尖端相背。细胞外壁有荚膜多糖抗原，是其必要的独立因子[1]。根据荚膜多糖结构和成分的不同，肺炎链球菌目前可分成 46 个血清群、90 多个不同的血清型。感染或接种多糖抗原后刺激机体产生的保护性抗体具有特异性。肺炎链球菌血清型分布因调查时间、地区和研究人群的不同而异。在全球范围内，20 种血清型与各年龄组 80% 以上的侵袭性肺炎链球菌感染有关[2]。

二、临床表现

肺炎链球菌在社区获得性感染中占重要地位，是社区获得性感染常见的病原菌之一，居社区获得性肺炎病原的首位。肺炎链球菌感染可导致非侵袭性疾病和侵袭性疾病（invasive pneumococcal disease，IPD），前者为中耳炎、鼻窦炎和肺炎；后者包括脓胸、菌血症、脓毒血症、脑膜炎、骨髓炎、心包炎、心内膜炎、腹膜炎和化脓性关节炎等少见感染[3]。

肺炎链球主要引起人类大叶性肺炎。75% 的成年人肺炎链球菌肺炎及 50% 以上严重的肺炎链球菌菌血症是由 1～8 型肺炎链球菌引起的。肺炎链球菌 6，14，19 及 23 型常引起儿童肺炎链球菌性疾病。40%～70% 的正常人上呼吸道中携带有毒力的肺炎链球菌。由此可见，呼吸道黏膜对肺炎链球菌有很强的自然抵抗力。当出现某种降低这种抵抗功能的因素时，肺炎链球菌可引起感染，例如：①吸道功能异常：病毒及其他感染性因子损伤呼吸道黏膜上皮细胞；某些异常因素（如过敏）导致黏液的过度分泌，使侵入的病原菌受到保护；各种原因导致的支气管阻塞及各种原因导致的纤毛功能损伤。②酒精及药物中毒：酒精及某些药物中毒可抑制吞噬细胞的活性及咳嗽反射，有利于病原菌的吸入。③循环系统功能异常及任何原因导致的肺充血、心功能衰竭。④其他：营养缺陷、体质虚弱、贫血、血清补体水平低下等。

肺炎链球菌肺炎常突然发病，表现为高热、寒战、胸膜剧烈疼痛、咳铁锈色痰。10%～20%的患者可于高热期伴发菌血症。部分患者有恶心、呕吐、腹胀、腹泻等表现。病变广泛者可因缺氧而引起气急和发绀。严重患者出现意识模糊、烦躁不安、嗜睡、谵妄、昏迷等神经精神症状。其病理表现主要是最初肺泡内有大量纤维蛋白渗出液，继之是红细胞和白细胞向肺泡内渗出，最终导致病变部位肺组织实变。病变通常仅累及单个肺叶，故称为大叶性肺炎。如果早期使用抗生素治疗，可阻止肺实变发生。

肺炎链球菌可定植于正常人（尤其是儿童）的鼻咽部，侵入血液、胸腔、腹腔、骨髓、脑组织等原本无菌的部位和组织，从而导致侵袭性肺炎链球菌性疾病，严重时可以引发儿童细菌性脑膜炎。WHO 数据显示，每年有 17 万人死于化脓性脑膜炎[4]。不发达国家细菌性脑膜炎患儿的病死率为 12%～15%，存活者中也有 25%～50% 留有后遗症[5]。患儿的主要临床表现为发热、抽搐、昏迷、脑膜刺激征及呕吐，与国内报道的一般细菌性脑膜炎的临床表现基本一致[6-8]。但不同年龄组的患儿表现有所差异，1 岁以下组囟门张力高和惊厥的发生率较高，1～5 岁组昏迷和意识模糊发生率较高，5 岁以上组头痛、呕吐发生率较高。婴幼儿由于中枢神经系统发育不完善，早期可能仅表现为发热、精神差、嗜睡，但发病不久即可出现昏迷和惊厥。

三、流行病学特征

目前，细菌性脑膜炎仍然是小儿最常见的中枢神经系统严重感染性疾病，且病原菌仍以最常见的 3 种致病菌（流感嗜血杆菌、脑膜炎奈瑟菌和肺炎链球菌）为主。随着 B 型流感嗜血杆菌疫苗在发达国家的广泛应用，细菌性脑膜炎的流行特点已经有了变化，但肺炎链球菌目前仍是引起婴幼儿及 5 岁以上儿童脑膜炎的主要病原菌之一[9]。有文献报道，全球 2 个月以上的细菌性脑膜炎患儿致病菌中 90%为肺炎链球菌、B 型流感嗜血杆菌和脑膜炎奈瑟菌[10]，肺炎链球菌性脑膜炎是我国常见细菌性脑膜炎之一，也是导致神经系统后遗症的主要病原菌[11]。虽然目前细菌性脑膜炎患儿的整体预后有了明显改善，但肺炎链球菌引起的脑膜炎仍有着较高的发病率（20%～30%）和病死率（10%）[12]。细菌性脑膜炎中 80%发生于 5 岁以下的婴幼儿。世界卫生组织（WHO）2005 年估计，每年 70 万～100 万 5 岁以下儿童死于肺炎链球菌感染，是 5 岁以下儿童疫苗可预防死亡的第一位病因，占 28%[13]。流行病学调查显示，2 岁以下儿童是肺炎链球菌感染发病率最高的人群。近年来，英国 40%～50% 的社区获得性肺炎（community acquire pneumonia，CAP）及 20%的脑膜炎是由它引起的[14]。在美国，致命性的肺炎链球菌感染病例每年约有 40 000 例[15]。由肺炎链球菌所引起的 CAP 有着较高的死亡率，在不同的发达国家这一比例平均达到 20%～50%，其幸存者有不同程度的长期后遗症，包括听力丧失、神经缺陷，以及神经心理损伤[16]。

在我国，肺炎链球菌感染致患者群主要为儿童。一项对北京地区 307 名儿童咽拭子细菌培养调查显示，健康儿童中肺炎链球菌的平均带菌率为 18.6%，居各细菌之首，对各年龄组分别统计显示，1～3 岁年龄组儿童携带肺炎链球菌最高，为 29.5%；4～6

岁年龄组为 18.7%；7～9 岁年龄组为 8.62%；10～13 岁年龄组为 13.56%[17]。尽管幼儿的肺炎链球菌检出率较高，但也有调查表明，婴儿的肺炎链球菌检出率却较低。对此，Hokama 等人[18]认为，婴儿咽部病菌的携带率与喂养方式相关。他们对 113 名健康婴儿的调查发现，母乳或者混合喂养者中并未培养出病原菌。而在人工喂养的婴儿中却检出流感嗜血杆菌、卡他莫拉菌、肺炎链球菌。推测由于母乳中相关成分增加了黏膜免疫功能，从而抑制了病原菌在咽部的定植。另外，对于肺炎链球菌而言，其携带率有随年龄增高而降低的趋势。车大钿等人[19]对上海地区 1 216 例被确诊为儿童急性下呼吸道感染（acute lower respiratory tract infections，ALRTIs）的患儿取其下呼吸道分泌物作标本，进行有关检测发现，ALRTIs 检出最常见的病原菌为病毒，其次为细菌。单纯细菌感染占 16.2%，其中又以流感嗜血杆菌和肺炎链球菌最高，分别为 9.0% 和 7.2%。这一结果与西方发达国家中 ALRTIs 的主要致病菌是肺炎链球菌，而流感嗜血杆菌位居其次有所不同。

与肺炎链球菌及其血清型分布密切相关的是肺炎链球菌的疫苗及耐药性问题。目前，从西班牙、东欧、南非、南美、韩国、几内亚等地分离到的肺炎链球菌株中 40%～50% 都具有青霉素耐药性[20]。在美国，耐青霉素肺炎链球菌株所占比例从 1995 年的 21% 上升到 1998 年的 24%，对大环内酯类抗生素耐药的肺炎链球菌株则从 1995 年的 10.6% 上升至 1999 年的 20.4%[21]。在世界范围内，针对青霉素、红霉素等抗生素的肺炎链球菌耐药菌株多集中于有限的几种血清型中，包括 6A，6B，9V，14，19A，19F 和 23F[22]。

肺炎链球菌感染严重威胁着人群的健康，积极防治肺炎链球菌引起的疾病将加速联合国千年发展目标的实现。不能忽视预防感染性疾病的一般措施，要多到户外活动，锻炼身体，增强体质，增强对寒冷气候的适应能力。居室应常通风，保持室内空气新鲜，减少烟尘。由于细菌常经由飞沫传播，在家人或周围儿童患感冒等呼吸道感染性疾病时，要尽量少接触，避免交叉感染。减少危险因素如吸烟、酗酒。

参考文献

［1］任剑，初艳慧．肺炎链球菌感染研究进展［J］．首都公共卫生，2013，7（3）：133 - 135.

［2］Pneumococcal conjugate vaccine for childhood immunization – WHO position paper［J］．Wkly Epidemiol Rec，2007，82（12）：93 - 104.

［3］Krisinsson K G．Effect of antimicrobial use and o the rrisk factors on antimicrobial resistance in pneumococci［J］．Microbiol Drug Resist，1997，3（2）：1172.

［4］Yogev R，Guzman – Cottrill J．Bacterial meningitis in children：Critical review of current concepts［J］．Drugs，2005，65（8）：1097 - 1112.

［5］Saez – Llorens X，McCracken Jr G H．Bacterial meningitis in child［J］．Lancet，2003，361（9375）：2139 - 2148.

［6］陶陈娟．儿童化脓性脑膜炎 108 例临床分析［J］．临床儿科杂志，2010，28（1）：51 - 54.

［7］张丽丽，袁宝强，程华，等．216 例化脓性脑膜炎临床分析［J］．实用诊断与治疗杂

志，2008，22（5）：330－331，334.

［8］吴保敏，张伟，王华．先天性皮毛窦12例报告［J］．中国实用儿科杂志，2006，21（6）：465.

［9］廉荣镇，肖能．脑膜炎患儿脑脊液中肺炎链球菌的耐药性初步分析［J］．当代医学，2011，17（3）：138－139.

［10］董柏青，唐振柱，林枚，等．广西地区5岁以下儿童细菌性脑膜炎流行病学监测［J］．中华流行病学杂志，2004，25（5）：422－425.

［11］刘心洁，孙若鹏．大鼠肺炎链球菌性脑膜炎病理机制及干预措施的初步研究［J］．中华儿科杂志，2005，43（4）：294－296.

［12］Brautest L V，Heiby E A，Syvenrsen G，et al. Invasive pneumoccaldisease in children in Oslo 1998－2004［J］. Tidsskr Nor Laegeforen，2008，128（12）：1380－1383.

［13］Centers for Disease Control and Prevention（CDC）. Vaccine preventable deaths and the Global Immunization Vision and Strategy，2006－2015［J］. MMWR Morb MortalWkly Rep，2006，55（18）：511－515.

［14］Spranger J，Kroke A，Mohling M，et al. Inflammatory cytokines and the risk to develop type 2 diabetes：results of the prospective population－based European Prospective Investigation into Cancer and Nutrition（EPIC）－Potsdam Study［J］. Diabetes，2003，52（3）：812－817.

［15］Obaro S，Adegbola R. The pneumococcus：carriage，disease and conjugate vaccines［J］. J Med Microbial，2002，51（2）：98－104.

［16］Koedel U，Scheld W M，Pfister H W. Pathogensis and pathophsiology of pneumococcal meningitis［J］. Lancet Infect Dis，2002，2（12）：721－736.

［17］候安存，刘玉华，辛德莉，等．健康儿童鼻咽部常见微生物携带状况及临床意义［J］．中华儿科杂志，2002，40（1）：45－49.

［18］Hokama T，Yara A，Hirayama K，et al. Isolation of respiratory bacterial pathogens from the throat of health infant fed by different methods［J］. J Trop Pediatr，1999，45（3）：173－176.

［19］车大钿，陆权，陆敏，等．2000年上海地区儿童急性下呼吸道感染德病原学研究［J］．中国当代儿科杂志，2004，6（2）：136－138.

［20］Arask，Peter A. The innate immune response to pneumococcal lung infection：the untold story［J］. Trends in Immunol，2004，125（3）：143－149.

［21］Althea W，Mccormic K，Cynthia G，et al. Geographic diversity and temporal trends lf antimicrobial resistance in Streptococcus pneuomoniae in the United States［J］. Nature Medicine，2003，9（4）：424－430.

［22］Whitney C G，Farley M M，Hadler J，et al. Increasing prevalence lf multidrug－resistant Streptococcus pneumoniae in the United States［J］. N Engl J Med，2000，343（26）：1917－1924.

（周俊英　刘为勇）

第二节 检测技术

一、肺炎链球菌的鉴定

细菌培养相关操作流程和方法详见前文所述。

（一）种属鉴定

1. 奥普托欣（Optochin）敏感性实验

取纯培养菌苔，用 0.85% 生理盐水配制 0.5 麦氏单位菌液，用无菌棉签蘸取菌液，均匀涂布在 5% 羊血 MH 琼脂平板上。待 5～10 min 后，无菌操作将一片奥普托欣纸片贴于中央，将平板置于 37 ℃，5% CO_2 培养箱中培养 18～24 h。用游标卡尺测量抑菌环直径，直径不小于 14 mm 为敏感，提示该菌对奥普托欣敏感，为肺炎链球菌；抑菌环直径小于 9 mm 的菌株不是肺炎链球菌。如果直径为 9～13 mm，还应该进行胆汁溶解实验。

2. 胆汁溶解实验

分别取 1 麦氏单位的菌液 0.5 mL 于 2 个试管中，向一管菌液中加 0.5 mL 2% 胆盐溶液，另一管中加 0.5 mL 无菌生理盐水，混匀后，置于 37 ℃ 培养箱（无 CO_2）中 2 h 后取出，摇匀后观察结果。若加盐水管中菌液浊度不变（或基本不变），而加胆盐溶液管中菌液变澄清，判为胆汁溶解实验阳性，则该菌为肺炎链球菌。若加胆盐溶液管中菌液未变澄清，则该菌不是肺炎链球菌。

（二）血清群/型鉴定

对于有条件的实验室，可采用荚膜肿胀法或普通 PCR 分法对肺炎链球菌进行血清群/型的鉴定。

二、Real-time PCR 检测

引物和探针序列见表 2-4-1。其他相关操作规程参照前文脑膜炎奈瑟菌检测技术部分所述。

表 2-4-1 肺炎链球菌 Real-time PCR 检测引物和探针序列[1]

目的基因	引物方向和探针	核苷酸序列（5′→3′）	终浓度（nmol/L）
lytA	上游	ACGCAATCTAGCAGATGAAGCA	200
	下游	TCGTGCGTTTTAATTCCAGCT	200
	探针	FAM-TGCCGAAAACGCTTGATACAGGGAG-BHQ1	200

注："T" 标记 BHQ1。

三、乳胶凝集实验

参照相关商业化试剂盒说明书进行操作。

参考文献

[1] 朱兵清，李马超，徐丽，等. Taq Man 荧光定量 PCR 检测流感嗜血杆菌和肺炎链球菌方法的建立及应用 [J]. 中华流行病学杂志，2009，32（3）：263－267.

（李马超　朱兵清　邵祝军）

第五章 猪 链 球 菌

第一节 基 本 特 征

一、病原学特征

猪链球菌菌落小，灰白透明，稍黏，菌体直径 1～2 μm，多单个或双个存在，呈卵圆形，在液体培养基中才呈长链，链越长致病性越强。猪链球菌是一种革兰阳性球菌，多数无鞭毛，不运动，不形成芽孢，大多数链球菌在幼龄培养物中可见到荚膜。本菌为需氧或兼性厌氧菌，α 或 β 溶血，一般起先为 α 溶血，延时培养变为 β 溶血，或者菌落周围不见溶血，刮去菌落可见 α 或 β 溶血[1]。到目前为止，猪链球菌共有 35 个血清型（1～34，1/2 型），最常见的致病血清型为 2 型。猪链球菌 2 型在绵羊血平板呈 α 溶血，马血平板为 β 溶血。呈浅灰色或半透明的小菌落，生化反应相对活泼，能发酵乳糖、蔗糖、海藻糖、七叶苷、棉籽糖，不能发酵甘露糖、阿拉伯糖等。培养最适温度为 37 ℃。猪链球菌常污染环境，可在粪、灰尘及水中存活较长时间。该菌在 60 ℃ 水中可存活 10 min，50 ℃ 为 2 h；在 4 ℃ 的动物尸体中可存活 6 周；0 ℃ 时灰尘中的细菌可存活 1 个月，粪中则为 3 个月；25 ℃ 时在灰尘和粪中则只能存活 24 h 及 8 天。苍蝇携带猪链球菌 2 型至少长达 5 天，污染食物可长达 4 天。在污染猪舍的清洗过程中，常用的消毒药和清洁剂在 1 min 内即可杀死猪链球菌 2 型。猪链球菌的主要毒力因子包括荚膜多糖、溶菌酶释放蛋白、细胞外因子及溶血素等，其中溶菌酶释放蛋白及细胞外蛋白因子是猪链球菌 2 型的两种重要毒力因子。

二、临床表现

从感染到发病的时间为 4 h 到 7 天，在屠宰或处理病/死猪后 1～2 天内或进食病/死猪肉后 2～3 天，最长 7 天突起畏寒和发热，多为高热、伴全身不适、头痛、身痛。部分患者出现恶心、呕吐、腹痛、腹泻。皮肤出血点、瘀点、瘀斑。血压下降，脉压差缩小，很快出现休克。人感染猪链球菌后，视细菌侵入部位而有不同的临床表现，临床分为四种类型。

（一）普通型

起病较急，畏寒、发热伴全身不适、厌食、头痛、身痛、肌肉酸痛、腹痛、腹泻，体温多在38℃以上，高则可达40℃，头昏、乏力明显，但患者无休克、昏迷和脑膜炎的表现。

（二）脑膜炎型或脑膜脑炎型

该型为最常见临床类型。起病急，发热、畏寒、全身不适、乏力、头痛、头昏、恶心、呕吐（常为喷射性呕吐），重者可出现昏迷。患者常在发热后出现明显头痛，伴呕吐和意识障碍，脑膜刺激征阳性。脑炎型患者常伴有听力障碍（30%左右或更高），多数为听力减退，少数患者可失聪。部分患者可有周围性面瘫和复视。脑膜炎患者常伴口唇疱疹，部分患者发生化脓性关节炎，少数发生葡萄膜炎、眼内炎等。

（三）休克型

患者起病很急，常发生于屠宰病/死猪且手部皮肤有破损的人，多在屠宰后1天内发病，快者2～3h，慢者13～16h。表现为急起畏寒或寒战、高热，数小时内出现呼吸困难、心慌，部分患者出现恶心、呕吐、腹痛、腹泻，四肢发冷、面色青灰、口唇发绀、头昏或意识改变、血压下降、脉压差缩小、少尿等休克表现（即链球菌中毒性休克综合征），病情进展快，很快转入多器官衰竭，如呼吸窘迫综合征，心力衰竭，弥漫性血管内凝血和急性肾衰等。部分患者肢体远端皮肤有出血点、瘀点、瘀斑，面部、四肢常见。

该型病情进展迅速，病死率高。个别经抢救成功者多留有不同程度的脏器功能不全的表现。

（四）混合型

同时具有脑膜炎型和休克型的表现。往往见于休克型经抢救治疗后休克改变，存活到1天以上，出现脑膜炎并同时伴有其他脏器损害的表现。

其他少见的感染类型有感染性心内膜炎、关节炎、肺炎或支气管肺炎。

在临床诊断上，猪链球菌病主要表现为败血症、脑膜炎、关节炎和淋巴结脓肿。其中脑膜炎型多发生于哺乳仔猪和保育仔猪，与水肿病的症状相似。发病初期患猪体温升高至40.5～42.5℃，停食，便秘，有浆液性和黏性鼻液，会出现神经症状，表现为运动失调、盲目走动、转圈、空嚼、磨牙、仰卧，后躯麻痹，侧卧于地、四肢划动，似游泳状。主要病理变化表现为脑膜充血、出血、溢血，个别病例出现脑膜积液，其脑切面灰质和白质有出血点，其他病理变化与败血症相似[2]。急性型多在30～36h死亡。亚急性或慢性型病程稍长，主要表现为多发性关节炎，逐渐消瘦衰竭死亡或康复。

三、流行病学特征

链球菌种类多，属条件性致病菌，在自然界和猪群中广泛分布，常存在于健康的哺乳动物和人体内。链球菌可以感染多种动物及人类，但不同血清群细菌侵袭的畜主谱有所差异[3]。对猪则不分年龄、品种和性别均易感，但大多数在 3～12 周龄的仔猪暴发流行，尤其在断奶及混群时易出现发病高峰。其传播方式主要通过口或呼吸道传播，也可垂直传播（有些新生仔猪可在分娩时感染）。猪链球菌定植在猪的上呼吸道（尤其是鼻腔和扁桃体）、生殖道和消化道，4 周龄～6 月龄的猪扁桃体带菌率为 32%～50%。病猪和病死猪是主要的传染源，亚临床健康的带菌猪可排出病菌成为传染源，对青年猪的感染起重要的作用。猪群携带该病原的比率在 0%～100% 之间，然而，病原的携带率和疾病的发病没有明显的相关性。

猪链球菌病的流行无明显的季节性，一年四季均可发生，但每年 7—10 月易出现大面积流行[4]。猪链球菌感染人没有明显的季节性，同时该病的暴发具有地域性。从外地引入带菌猪，混群、免疫接种、高温高湿、气候变化、圈舍卫生条件差等应激因子使动物的抵抗力降低时，均可诱发猪链球菌病。昆虫媒介在疾病的传播中起重要作用，通过在猪场间的飞行传播病原菌。在猪链球菌众多血清型中，2 型是猪的最主要病原，致病性最强。从表征健康的猪体扁桃体内分离的所有猪链球菌中，2 型所占比例高达50.6%，同时其对人的致病性也最强。

感染人并引起重症的主要是猪链球菌 2 型，分子流行病学研究表明，高致病性猪链球菌 2 型含有溶菌酶释放蛋白（muramidase released protein，MRP），胞外蛋白因子（extracellular-protein factor，EF），溶血素（suilysin，SLY）等毒力因子，其致病性与这些毒力蛋白的合成及其相互作用有关，也可能与该细菌中存在致病性的毒力岛有关。首例人感染猪链球菌由丹麦 1968 年报道，之后报道该病例的数量在世界范围内有所增加，包括北美洲、南美洲、欧洲、大洋洲和亚洲等。除中国外，其他亚洲国家，如日本、韩国、泰国和新加坡等先后报道了猪链球菌感染人的病例。在中国，严重的猪链球菌感染导致人员死亡的事件分别是 1999 年夏季江苏部分地区和 2005 年 6月下旬四川的部分地区猪链球菌暴发流行并导致人感染致死，从病例中分离出来的大部分为猪链球菌 2 型。

猪链球菌病通过破损皮肤如伤口或擦伤传染给人，也可通过呼吸道传染给人，鼻咽部的损伤可能也是传播途径。脾切除的患者、糖尿病患者、酒精中毒者，以及恶性肿瘤患者更易感。脾切除的患者在处理未加工的猪肉时应格外注意预防，不能在猪场或屠宰厂工作。大部分易感人群是与生猪肉或猪密切接触者，如饲养员、屠宰厂工人，以及从事猪肉销售加工的人群等。根据文献报道，在荷兰，估计每年屠宰场的工人和饲养员患猪链球菌脑膜炎的比率大约为 3/100 000，是不在屠宰场工作的人患猪链球菌脑膜炎的1 500 倍，屠夫患猪链球菌脑膜炎的比率为 1.2/100 000。在德国，有研究表明：屠夫、屠宰场工人和肉品加工工人是猪链球菌在鼻咽部定居的高危人群。在新西兰，1980 年以后的研究显示：9% 的奶牛场主、10% 的肉品检验员，以及 21% 的猪场主，对猪链球菌 2 型血清反应为阳性，表明一些人有亚临床感染。目前，在猪链球菌人与人之间能否传播尚未见相关报道。

参考文献

[1] 孔德利，蔡前，杨基驰．猪链球菌病病原特性及流行病学研究[J]．中国畜禽种业，

2013(1)：32 – 33.

[2] 刘剑川，陈芳杰. 猪链球菌病的诊断与防治[J]. 湖北畜牧兽医，2015(9)：
　　12 – 13.

[3] 张绍志. 猪链球菌病[J]. 广西畜牧兽医，2005(6)：23.

[4] 田培生，崔玉富，信丽双，等. 猪链球菌病的流行、诊断与防控[J]. 养殖技术顾
　　问，2013(12)：89.

（孙自镛　刘为勇　邬开朗　朱旭慧）

第二节　检　测　技　术

一、猪链球菌的鉴定

培养相关操作流程和方法详见前文所述。

可用 API 生化鉴定系统的 API Strep 手工鉴定条进行鉴定，该方法可直接鉴定到种。也可以重点做 V – P 实验、七叶苷水解实验、6.5% 的氯化钠生长实验、45 ℃ 和 10 ℃ 生长实验、胆汁耐受（麦康凯培养基）实验。如结果依次为阴性、阳性、阴性、阴性、阴性、阴性，可初步判定为猪链球菌。

二、PCR 检测

（一）材料与设备

特异性引物、Taq 酶、dNTPs、DNA Marker、DNA 染料、超纯水、移液器、Eppendorf 管、PCR 反应管、手套、PCR 仪、电泳仪、凝胶成像系统、安全柜。

（二）操作步骤

1. DNA 提取

参照 DNA 提取试剂盒说明进行。

2. 特异性引物序列

特异性引物序列见表 2 – 5 – 1[1]。

表 2 – 5 – 1　猪链球菌 PCR 检测特异性引物序列

细菌种属	目的基因	引物方向	核苷酸序列（5′→3′）	扩增片段大小（bp）
S. suis	16S rRNA	上游	CAGTATTTACCGCATGGTAGATAT	294
		下游	GTAAGATACCGTCAAGTGAGAA	

3. 反应体系

PCR 反应体系见表 2 – 5 – 2。

表2-5-2 猪链球菌PCR检测反应体系（25 μL）

体系组分	体积（μL）	终浓度
ddH$_2$O（RNase Free）	13.3 μL	—
10×PCR反应缓冲液	2.5 μL	1×
dNTPs（2.5 mmol/L）	2.0 μL	0.2 mmol/L
引物1（10×）	2.5 μL	0.2 μmol/L
引物2（10×）	2.5 μL	0.2 μmol/L
Taq DNA聚合酶（5 U/μL）	0.2 μL	4 U/100μL
模板DNA	2.0 μL	—

注：PCR反应液配制区应与DNA加样区有物理隔离。每次检测应包括纯水对照、1份阳性对照和1份无模板对照（在反应体系中以超纯水代替DNA）。

4. 扩增反应条件

扩增反应条件见表2-5-3。

表2-5-3 猪链球菌PCR检测扩增反应条件

反应步骤	反应温度	反应时间	循环数
1	94 ℃	5 min	1
2	94 ℃	30 s	
3	60 ℃	30 s	从第4步返回第2步，
4	72 ℃	30 s	循环25次
5	72 ℃	5 min	1
6	4 ℃	∞	1

5. 扩增产物的检测

用1.5%的琼脂糖凝胶分析PCR产物，电压5 V/cm。在凝胶成像仪中读取片段的长度。

6. 结果分析

（1）如果纯水对照出现问题，应对结果阳性的样品重新提取DNA检测。

（2）如果无模板对照出现问题，应对结果阳性的样品进行重复检测。

（3）如果阳性质控出现问题，对全部样品均应进行重复检测。

（4）推荐判断标准：如果出现明显的扩增条带且片段长度符合，将样品判断为阳性；如果未出现扩增条带或虽然出现扩增条带但片断长度不符，将样品判断为阴性；如果出现扩增条带但不清晰，用4 μL模板代替2μL重新检测一次。如果出现清晰且片断长度符合的条带，将样品判断为阳性，否则为阴性。

7. 注意事项

（1）各项工作结束后，均应注意对相应操作区域进行清洁处理，可采用含氯消毒剂和75%乙醇擦拭方法。

（2）操作过程中如果有液体溅出或污染手套，应及时用75%乙醇擦拭污染区域或及时更换手套。

（三）质量控制

（1）灵敏性检测。在初次应用该方法之前，对 2 个 PCR 反应体系的灵敏性均进行检测。每次更换试剂时也均进行灵敏性检测。

（2）阴性对照。包括自临床标本中提取 DNA 时设置的纯水对照和配制 PCR 反应体系时设置的无模板对照。每一次实验都需要设置这两种阴性对照。对于阴性对照出现阳性结果的情况应仔细分析后重新检测。

（3）阳性对照。由实验室统一制备。

（4）结果判定。采用相同的判定标准对检测结果进行分析，对于难以判断的结果应采用加倍模板的方法重复检测。

参考文献

[1] Marois C, Bougeard S, Gottschalk M, et al. Multiplex PCR assay for detection of *Streptococcus suis* species and serotypes 2 and 1/2 in tonsils of live and dead pigs[J]. J Clin Microbiol, 2004, 42(7): 3169 – 3175.

（邵祝军　朱兵清　刘芳）

第六章 大肠杆菌

第一节 基本特征

一、病原学特征

大肠杆菌（*Escherichia coli*）是人和动物肠道中最著名的一种细菌，主要寄生于大肠内，约占肠道菌的 1%。其学名为大肠埃希菌（*Escherichia*），来源于其发现者 Theodor Escherich。1885 年，当 Escherish 尝试找出霍乱病原时分离出了大肠杆菌，最初命名为 *Bacterium coli commune*。大肠杆菌是肠杆菌科的一员，经常作为细菌的模式生物广泛用于科学研究。在相当长的一段时间内，它一直被当作正常肠道菌群的组成部分，认为是非致病菌。直到 20 世纪中叶，人们才认识到一些特殊血清型的大肠杆菌对人和动物有病原性，尤其对婴儿和幼畜（禽），常引起严重腹泻和败血症。根据其血清型别、肠毒素、毒力和临床症状的不同，将致病性大肠杆菌分为 6 类：肠致病性大肠杆菌（extraintestinal pathogenic *E. coli*，EPEC）、肠产毒性大肠杆菌（enterotoxigenic *E. coli*，ETEC）、肠侵袭性大肠杆菌（enteroinvasive *E. coli*，EIEC）、肠出血性大肠杆菌（enterohemorrhagic *E. coli*，EHEC）、肠黏附性大肠杆菌（enteroaggregative *E. coli*，EAEC）和弥散黏附性大肠杆菌（diffusely adherent *E. coli*，DAEC）。

大肠杆菌是一种两端钝圆、能运动、无芽孢的革兰阴性短杆菌，多数有鞭毛，某些菌株有荚膜和周身菌毛。抗原成分由菌体（O）抗原、鞭毛（H）抗原和表面（K）抗原组成，大肠杆菌的血清型别按 O：K：H 的顺序排列。大肠杆菌营养的要求不高，在普通基础琼脂上生成较大、湿润、灰白色的菌落，在麦康凯培养基上能利用乳糖形成红色菌落，在血平板上可形成 β 溶血的菌落。

二、临床表现

大肠杆菌的致病因素有侵袭力、内毒素和肠毒素，主要引起肠道外感染和肠道内感染。肠道外感染有泌尿系感染、新生儿脑膜炎、败血症、胆囊炎、脓血症等。常见于盆腔内脓肿、肠穿孔继发腹膜炎、肠道手术后继发感染或大面积灼伤创面感染。

肠道内感染主要引起腹泻，不同的致泻性大肠杆菌引起的中毒症状各不相同：①产

肠毒素性大肠杆菌引起的中毒主要症状是水样腹泻、腹痛、恶心、低热。每天腹泻可达
8～12 次。②肠道侵袭性大肠杆菌的中毒症状与志贺菌引起的痢疾相似，发热、剧烈腹
痛、水样腹泻、粪便中有少量黏液和血。③肠道致病性大肠杆菌引起的中毒主要症状是
发热、不适、呕吐、腹泻、粪便中有大量黏液但无血，有约 20% 的患者有呼吸道症状，
感染的症状通常比较严重。④肠集聚性黏附性大肠杆菌引起的中毒症状在成年人中表现
为中度腹泻，病程 1～2 天。婴幼儿多表现为 2 周以上的持续性腹泻。⑤肠出血性大肠
杆菌引起的中毒一般 3～10 天发病，常有突发性的腹部痉挛，有时类似于阑尾炎的疼
痛。有的患者只有轻度腹泻；有些患者由水样便转为血性腹泻，腹泻次数有时可达 10
多次，低热或不发热；许多患者同时有呼吸道症状。可发展为溶血性尿毒综合征和血栓
性血小板减少性紫癜等多器官损害。老人和儿童患者死亡率很高[1]。

三、流行病学特征

大肠杆菌为条件性致病菌，一年四季各年龄段均可发生。人类由于食用被致病性大
肠杆菌污染的食品，饮用被动物或人粪尿污染的饮用水导致大肠杆菌感染。在发展中国
家，ETEC，EPEC 和 EAEC 是婴幼儿腹泻的主要病原菌，如果得不到及时治疗，就会导
致婴幼儿死亡。而在发达国家，这些致病性大肠杆菌感染比较轻微而且可以控制。近年
来 EHEC，EAEC 和 STEAEC 已成为大肠杆菌感染的主要类型，这与发达国家的食物中
毒事件有着密切的关系[2]。

ETEC 是导致发展中国家 5 岁以下儿童腹泻的主要病原体，约占腹泻病例的 20%。
另外 ETEC 也是导致旅游者腹泻的常见病因。根据感染高发区的数据统计，10%～60%
游客的细菌性腹泻感染是由 ETEC 引起的。从这些数字推测，每年大约有 10 万名游客
腹泻是由 ETEC 造成的，同时 ETEC 也会导致新生幼畜的腹泻[3]。

EIEC 和志贺菌具有相似的致病机制和临床症状，只有通过生化鉴定才能加以区分。
虽然 EIEC 和志贺菌独立进化，却具有许多共同的特点，故认为 EIEC 可能仅仅是大肠
杆菌和志贺菌之间的一个中间体[4]。

在发达国家的大肠杆菌流行病学调查中，肠道大肠杆菌感染的数据主要是采集
EHEC 感染的数据，即针对 EHEC O_{157} 感染的数据进行调查。2011 年美国统计数据表明，
每年发生 940 万食源性疾病，结果导致 55 961 例住院和 1 351 例死亡，其中 EHEC O_{157}
是导致病死率最高的因素，特别是 0～4 岁儿童病死率更高[5]。虽然与空肠弯曲菌和沙
门菌的感染率比较，EHEC O_{157} 的发病率较低，但其导致疾病的严重程度和高病死率是
最高的。

EAEC 已在发达和发展中国家引起过散发或暴发流行，是发达国家儿童、艾滋病患
者等顽固性腹泻和营养不良的重要病因之一，同时也是旅游者腹泻的第二大常见病因，
且具有地方流行性特点。EAEC 没有动物宿主，但在人类中一直存在[6]。

EPEC 是大肠杆菌中第一个被发现的致病菌株，起初是引起发达国家人群肠道感染
的主要病菌，现在 EPEC 在发达国家的发病率较低，但仍然是发展中国家婴幼儿腹泻的
一个重要病原菌。最近的统计数据表明，EPEC 性腹泻占婴幼儿腹泻患病率的 6%～

54%，但是人肠道内 EPEC 携带率比较高，其导致疾病发生的概率还是难以估计的。另外，非典型的 EPEC 即缺少编码 BFP 的 EAF 质粒有可能引起持续腹泻的发生[7]。

参考文献

[1] 倪语星，尚红. 临床微生物学检验[M]. 北京：人民卫生出版社，2012（5）：102 - 106.

[2] Shah N, Dupont H L, Ramsey D J. Global etiology of travelers' diarrhea systematic review from 1973 to the present[J]. Am J Trop Med Hyg, 2009, 80(4)：609 - 614.

[3] Scallan E, Hoekstra R M, Widdowson M, et al. Foodborne illness acquired in the United States[J]. Emerg Infect Dis . 2011, 17(12)：1339 - 1440.

[4] Mancini J, Weckselblatt B, Chung Y K, et, al. The heat-resistant agglutinin family includes a novel adhesin from enteroaggregative *Escherichia coli* strain 60A [J]. J Bacteriol, 2011, 193(18)：4813 - 4820.

[5] Roy K, Kansal R, Bartels S R, et al. Adhesin degradation acceleratesdelivery of heat-labile toxin by enterotoxigenic *Escherichia coli*[J]. J Biol Chem, 2011, 286(34)：29771 - 29779.

[6] Ochoa T J, Barletta F, Contreras C, et al. New insights into the epidemiology of enteropathogenic *Escherichia coli* infection[J]. Trans RSoc Trop Med Hyg, 2008, 102(9)：852 - 856.

[7] Berger C N, Shaw R K, Ruiz-Perez F, et al. Interaction of enteroaggregative *Escherichia coli* with salad leaves [J]. Environ Microbiol Rep, 2009, 1 (4)：234 - 239.

（周俊英　熊鹰）

第二节　检 测 技 术

一、大肠杆菌的鉴定

相关操作流程和方法详见前文所述。

可用生化反应的方法对大肠杆菌进行鉴定：挑取 2～3 个菌落，接种于 KIA 或 UMI 培养基上观察反应结果。斜面、底层、气体、H_2S、尿素酶、动力、靛基质的反应结果组合为：酸、酸、产气、阴性、阴性、阳性、阳性；酸、酸、不产气、阴性、阴性、阳性、阳性；碱、酸、产气、阴性、阴性/阳性、阳性/阴性、阴性。

二、Real-time PCR 检测

引物和探针序列见表 2 - 6 - 1。相关操作规程参照前文脑膜炎奈瑟菌检测技术部分所述。

表 2 - 6 - 1　大肠杆菌 Real-time PCR 检测引物和探针序列

目的基因	引物/探针	核苷酸序列（5'→3'）	终浓度（nmol/L）
16S rRNA	上游	GGGAGTAAAGTTAATACCTTTGC	600
	下游	CTCAAGCTTGCCAGTATCAG	600
	探针	FAM - CGCGATCACTCCGTGCCAGCAGCCGCGGATCGCG - BHQ1	100

三、乳胶凝集检测

使用商业化的大肠杆菌 K1 检测试剂盒进行检测，操作规程可参照前文提到的乳胶凝集检测方法介绍。

参考文献

[1] Wang Y, Guo G, Wang H, et al. Comparative study of bacteriological culture and real-time fluorescence quantitative RCR（RT - PCR）and multiplex RCR - based reverse line blot（mPCR/RLB）hybridization assay in the diagnosis of baterial neonatal meningitis [J]. Bmc Pediatrics, 2004, 14（1）: 1 - 8.

（朱兵清　邵祝军　刘为勇）

第七章　金黄色葡萄球菌

第一节　基 本 特 征

一、病原学特征

金黄色葡萄球菌（*Staphyloccocus aureus*）是人类的一种重要病原菌，隶属于葡萄球菌属（*Staphylococcus*），有"嗜肉菌"的别称，可引起许多严重感染。为革兰阳性球菌，直径为 0.5～1.5 μm 左右，呈葡萄状聚集，无芽孢，无鞭毛，一般不形成荚膜。需氧或兼性厌氧菌，营养要求不高，于普通培养基上生长良好，于血液琼脂平板上培养时，金黄色葡萄球菌菌落周围可形成完全透明 β 溶血环。分解葡萄糖、麦芽糖、蔗糖，产酸不产气，分解甘露醇产酸。

金黄色葡萄球菌在干燥的脓汁或痰液中可存活 2～3 个月；60 ℃加热 1 h 或 80 ℃加热 30 min 才能将其杀死。在 2% 石炭酸中 15 min 或在 0.1% 升汞中 10～15 min 死亡。耐盐，在含有 10%～15% NaCl 的培养基中仍能繁殖。对青霉素、金霉素、红霉素和庆大霉素高度敏感，对链霉素中度敏感，对万古霉素也敏感，但对磺胺、氯霉素敏感性差。近年来，由于抗生素的选择作用，耐药菌株逐年增多，尤其是耐甲氧西林金黄色葡萄球菌（MRSA）已成为医院内感染最常见的致病菌。

金黄色葡萄球菌常用噬菌体分型。目前国际上将金黄色葡萄球菌分为 4 个噬菌体群、23 个噬菌体型。噬菌体分型可用于流行病学调查，按抗原性可分为 A，B，C1，C2，C3，D，E，F 共 8 个血清型，且均能引起食物中毒，尤以 A，D 型为多见，B，C 型次之，其中 F 型为引起中毒性休克综合征的毒素。

二、临床表现

金黄色葡萄球菌的致病力强弱主要取决于其产生的毒素和侵袭性酶。毒素有：①葡萄球菌溶素：分 α，β，γ，δ 4 种，能损伤血小板，破坏溶酶体，引起肌体局部缺血和坏死。②杀白细胞素：可破坏人的白细胞和巨噬细胞。③肠毒素：可分为 A，B，C1，C2，C3，D，E，G 和 H 9 个血清型。④表皮剥脱毒素：引起烫伤样皮肤综合征，又称剥脱性皮炎。⑤毒性休克综合征毒素 - 1（TSST - 1）：与中毒性休克综合征患者出现的发热、猩红热样皮疹、脱屑和休克等症状有关。此外，金黄色葡萄球菌还产生血浆凝固酶、耐热核酸酶、透明质酸酶和磷脂酶、蛋白酶、脂肪酶等[1]。

金黄色葡萄球菌引起的疾病很多，主要有侵袭性疾病和毒素性疾病。

（一）侵袭性疾病

一般发生在皮肤组织，也可发生于深部组织，主要通过皮肤裂口、伤口或汗腺、毛囊侵入体内，亦可侵入呼吸道或血流引起感染。临床表现为：

（1）皮肤化脓性感染如毛囊炎、疖、痈、伤口化脓及脓肿等。感染的特点是脓汁呈黄色而黏稠、病灶界限清楚，多为局限性。

（2）各种器官的化脓性感染如气管炎、肺炎、脓胸、中耳炎、骨髓炎、脑膜炎、心包炎、心内膜炎等。据统计，50%的骨髓炎是由金黄色葡萄球菌引起的。金黄色葡萄球菌肺炎多见于抵抗力弱的儿童及老年人。

（3）全身感染若皮肤的原发化脓灶受外力挤压或机体抵抗力下降，则会促进细菌从局部扩散入血流引起败血症。细菌感染许多内脏器官又可形成脓毒血症，如肝、肾的脓肿，或形成骨髓炎、脑膜炎、心内膜炎等。

（二）毒素性疾病

（1）食物中毒：发病急，潜伏期2～5 h，极少超过6 h。一般表现为恶心、呕吐、干呕、中上腹部痉挛性疼痛，腹泻和疲劳等急性胃肠炎症状，以呕吐最为显著。剧烈吐泻可导致虚脱、肌痉挛、严重失水及休克等现象。严重者出现头痛、肌肉痉挛、脉搏和血压异常等症状。

（2）烫伤样皮肤综合征（staphylococcal scalded skin syndrome，SSSS）多见于新生儿和幼儿及免疫功能低下的成人，患者皮肤呈弥漫红斑、起皱，继而形成水疱，最后至表皮脱落。

（3）毒素性休克综合征（toxic shock syndrome，TSS）由产生TSST-1的金黄色葡萄球菌引起。患者表现为突然高热、呕吐、腹泻、弥漫性红疹、瘀斑或多形性皮疹，继而有脱皮、低血压、黏膜病变（口咽、阴道等）；严重的患者还出现心、肾衰竭，甚至可出现休克。

（4）伪膜性肠炎是一种菌群失调性肠炎，病理特点是肠黏膜被一层炎性假膜所覆盖，该假膜由炎性渗出物、肠黏膜坏死块和细菌组成。主要表现为呕吐、发热、腹泻。呕吐常在发热前出现，发热很高。轻症大便次数稍多，为黄绿色糊状便；重症大便次数频数，每日可达数十次，大便呈暗绿色水样便，外观像海水，所以叫海水样便。

三、流行病学特征

金黄色葡萄球菌在自然界中无处不在，在空气、水、灰尘及人和动物的排泄物中都可以找到。一般来说，金黄色葡萄球菌可通过以下途径污染食品：食品加工人员、炊事员或销售人员带菌造成食品污染；食品在加工前本身带菌，或在加工过程中受到了污染，产生了肠毒素，引起食物中毒；熟食制品包装不密封，运输过程中受到污染；奶牛患化脓性乳腺炎或禽畜局部化脓时，对肉体其他部位的污染。

　　金黄色葡萄球菌也是院内感染的常见细菌之一，许多国家都设有专门机构应对金葡菌的院内感染问题。自从 1961 年英国发现耐甲氧西林金黄色葡萄球菌（MRSA）后，在欧美及亚洲一些国家相继报道了 MRSA 所导致的院内感染。从 20 世纪 60 年代后期到 80 年代，MRSA 感染率大大增加，MRSA 极易导致感染的流行和暴发。MRSA 的传播主要是通过医护人员的手，在患者—医护人员—患者间播散，另外，衣物、敷料等物品可携带 MRSA，促进 MRSA 在院内的流行，患者一旦感染或携带 MRSA，该菌可于患者身上存在数月之久[2-3]。

　　美国第一例 MRSA 发现于 1968 年，1975 年 MRSA 在临床分离出的金黄色葡萄球菌中仅占 2.4%，而 1991 年则迅速增至 29%。同样，在欧洲的葡萄牙和意大利，MRSA 在临床分离出的金黄色葡萄球菌中占 50%；在欧洲的调查中，瑞士的流行率最低（1.8%），这主要是因为他们在医院内实行了一些新的干预行为，如坚持医护人员的手部卫生管理，以减少 MRSA 的传播。同时，MRSA 在社区感染中所占的比例也不断增加[4-5]。

　　中国在 20 世纪 70 年代发现 MRSA，近几年 MRSA 的检出率正在逐年上升。1995 年北京 5 家教学医院 MRSA 分离率平均为 47%。武汉同济医科大学附院 1992 年分离到的 MRSA 就达 79.6%。上海地区 1977—1979 年 MRSA 占 5%，1985—1986 年占 24%，1996 年激增至 72%。重庆地区 1983—1985 年为 8.3%，1989—1992 年上升为 38.7%。广州地区 1990—1995 年临床分离的 MRSA 占金黄色葡萄球菌的比例分别为 17.9%，23.5%，30.9%，41.6%，51.9% 及 56.18%。其他地区的报道一般为 25%～60%，各个地区和医院的 MRSA 检出率都明显有逐年增加的趋势。

　　甲氧西林耐药机制使得金黄色葡萄球菌对于整个 β - 内酰胺类抗生素家族产生了抗性，其中包括青霉素类、头孢菌素类、碳青霉烯类、环丙沙星、克林霉素、四环素、红霉素等，并且这些菌株内含抗性基因的质粒可以在菌株间转移，给临床治疗带来了很大困难。

参考文献

[1] 陆德源. 医学微生物学[M]. 北京：人民卫生出版社，2001(5)：93-98.

[2] Rcilly J S, Stewart S, Christie P, et al. Universal screening for methiellin - resistant *Staphylococcus aureus* interim re - sults from the NHS Scotland pathfinder project[J]. J Hosp Infect, 2010, 74(1)：35-41.

[3] Wrodycki W. Etiology and course of sepsis in adult patients treated in the department of infectious diseases, medical university of lodz - two - year observation[J]. Przeglad Epidemiolog, 2001, 3(55)：34-37.

[4] Gorwitz R J, Kruszon - Moran D, McAllister S K, et al. Changes in the prevalence of nasal colonization with Staphylococcus aureus in the United States, 2001—2004[J]. J Infect Dis, 2008, 197(9)：1226-1234.

[5] Shorr A F. Epidemiology of staphylococcal resistance[J]. Clin Infect Dis, 2007, 45：171-176.

（周俊英　刘芳）

第二节　检 测 技 术

一、　细菌培养

相关操作流程和方法详见前文所述。

（一）触酶实验

挑取平板上的单个菌落（注意：不可刮到培养基），置于洁净玻片上，然后滴加3% H_2O_2 溶液或商品化的触酶检测试剂盒检测溶液 1～2 滴。静置，1 min 内产生大量气泡的为阳性，不产生气泡的为阴性。

（二）血浆凝固酶实验

肉汤培养物的制备：挑取上述可疑菌落接种于 5 mL 肉浸液肉汤和营养琼脂小斜面，于 36 ℃ ±1 ℃ 培养 24 h。取新鲜配制兔血浆 0.5 mL，放入小试管中，再加入 0.2～0.3 mL 肉浸液肉汤培养物，振荡摇匀，置于 36 ℃ ±1 ℃ 温箱或水浴锅内，每 0.5 h 观察一次，观察 6 h，将试管倾斜或倒置时，呈现凝块者或凝固体积大于原体积的一半，被判定为阳性结果。同时用已知阳性和阴性葡萄球菌株及肉汤作为对照。

（三）其他生化鉴定

可选用 API Staph 试条检测，操作见《API 鉴定系统检测方法标准操作规程》，或采用全自动细菌鉴定仪（操作见相应的仪器使用说明），结果判定按生产商提供的使用说明书进行。

二、乳胶凝集实验

使用商品化乳胶凝集试剂，参照试剂盒使用说明书进行。

三、PCR 检测

（一）特异性引物序列[1]

金黄色葡萄球菌 PCR 检测特异性引物序列见表 2 – 7 – 1。

表 2 – 7 – 1　金黄色葡萄球菌 PCR 检测特异性引物序列

目的基因	引物方向	核苷酸序列（5′→3′）	扩增片段大小（bp）
nuc	上游	GCGATTGATGGTGATACGGTT	279
	下游	AGCCAAGCCTTGACGAACTAAAGC	

（二）反应条件

PCR 反应条件见表 2 - 7 - 2。

表 2 - 7 - 2　金黄色葡萄球菌 PCR 检测 PCR 扩增反应条件

反应步骤	反应温度	反应时间	循环数
1	94 ℃	2 min	1
2	94 ℃	40 s	从第 7 步返回第 2 步，循环 35 次
3	55 ℃	40 s	
4	72 ℃	50 s	
5	72 ℃	3 min	1
6	4 ℃	∞	1

（三）操作流程

参见前文猪链球菌 PCR 检测的相应内容。

参考文献

[1] Teemu R, Anna L, Lotta K K, Real-time PCR analysis of enteric pathogens from fecal samples of irritable bowel syndrome subjects Airi Palra[J]. Gut Pathogens, 2011, (3): 6.

（邵祝军　朱兵清　孙自镛）

第八章　B 族链球菌

第一节　基本特征

一、病原学特征

B 族链球菌（GBS）学名为无乳链球菌，能引起牛乳房炎，严重危害畜牧业，因此被畜医界广泛重视。1938 年 Fry 首次报告了 3 例人感染 B 族链球菌引起产后心内膜炎而死亡的病倒，证实 B 族链球菌为人类的致病菌。经过几十年的研究发现，B 族链球菌可引起新生儿败血症、肺炎、脑膜炎，甚至死亡。感染后存活的新生儿，还可能有严重的神经系统后遗症，包括脑积水、智力障碍、小头畸形、耳聋等。同时，B 族链球菌还可引起孕妇感染、引起早产、胎儿发育不良（低体重儿）、胎膜早破及晚期流产。鉴于该菌引起的感染不只限于牛乳房炎，其细胞壁中的多糖物质又属于抗原构造分类中的 B 族，故目前一般采用 B 族链球菌来替代无乳链球菌原名。B 族链球菌是一种革兰阳性链球菌，根据其荚膜多糖抗原性的不同，又分为 9 种血清型（Ⅰa，Ⅰb，Ⅱ～Ⅷ型）[1]。

GBS 正常寄居于阴道和直肠，它是一种条件致病菌，一般正常健康人群感染 GBS 并不致病。据统计，约 10%～30% 的孕妇感染 GBS，其中 40%～70% 在分娩过程中会传递给新生儿。如果新生儿带有这种菌，1%～3% 会出现早期侵入性感染，其中有 5% 会死亡。

二、临床表现

（一）GBS 与新生儿、婴儿感染

新生儿 GBS 疾病有两种类型：早发型和迟发型。早发型感染可呈菌血症或脑膜炎，常出现休克和呼吸窘迫。迟发型大多有脑膜炎。健康足月婴儿也能发生感染，早发型多见于出生时体重低的婴儿，而且和羊膜破裂到分娩时的长时间间隔有关，病死率高。早发型感染的婴儿，病原一般来自母体，而且分娩时母亲阴道固有菌丛的密度与 GBS 传播有直接关系。

（二）早发疾病（early-onset disease，EOD）

常见于出生 5 天的新生儿，占新生儿 GBS 疾病的 80%[2]，以暴发性肺炎和脓毒血症为特征，常伴发脑膜炎。主要表现为生后半小时内出现呼吸系统症状，如发绀、呼吸暂停、呼吸窘迫，X线以炎性浸润性片状阴影及云絮状改变为主。由窒息、低血压、DIC引起的死亡占40%～60%，最常见于发病12～24 h内，早产儿常在6 h内发生。主要并发症有呼吸衰竭、代谢紊乱。据随访，15%～30%的脑膜炎存活者出现长期神经系统后遗症[3]。产科高危因素包括：生殖道GBS感染，尤其是严重感染孕妇发生EOD的危险比未感染者高29倍；低水平的抗荚膜多糖抗体；分娩过GBS感染婴儿；孕期GBS菌血症；多产次；早产、破膜时间长、产时发热者EOD发生率增高7倍[4]。

（三）晚发疾病（late-onset disease，LOD）

常发生于生后5天～16周，可由产时垂直传播、院内感染或其他因素导致，90%为Ⅲ型GBS。常为隐匿性发病，最初表现为脑膜炎症状，有发热、昏睡、呕吐和上呼吸道症状等，其他尚可有脓毒血症性关节炎、蜂窝组织炎、骨髓炎及无症状菌血症，主要体征为呼吸困难、昏迷、休克。受感染者多为有产科并发症的早产儿，发病率为足月儿的7倍，因脓毒血症死亡者高达90%，足月儿在5%以下[4]。

（四）复发疾病（recurrent disease）

指新生儿GBS菌血症、脑膜炎等治愈后，经过一段时间间隔发生了与GBS有关的新的临床疾病，并从血液、脑脊液、脑室液中检出到GBS。发病高峰在生后90天内，发生率为0%～8.8%。Chua等经过6年的研究表明，约6%的早发疾病和4%的晚发疾病会复发[5]。复发疾病常为菌血症或菌血症合并脑膜炎。原因有：①GBS初次感染所用抗生素疗程短，剂量小，未达杀菌浓度，停药后同型细菌反跳。②外源不同血清型GBS的侵入，称为重复感染，可为院内感染。③新生儿口腔GBS感染引起母亲乳头炎，继而引起复发感染。④Ⅲ型GBS可长期存在于黏膜表面，早产儿免疫功能不成熟，使复发感染机会增加。

B族链球菌对成人侵袭力较弱，主要引起肾盂肾炎、肺炎和子宫内膜炎。糖尿病和泌尿生殖系统失调者较多受累[6]。

三、流行病学特征

目前，国内外对于GBS的预防方案主要采用的是抗生素预防。但是，近几年来全球GBS的耐药性逐年上升。1998—2001年，美国及加拿大地区GBS对红霉素的耐药率由7%上升至25%，2003年达到37%。在我国，广州地区1999年分离的GBS菌株对红霉素和林可霉素的耐药率即分别达到45%和26%，这与国内抗生素的滥用密不可分。

在GBS的治疗过程中，由于妊娠妇女带菌率为10%～30%，对于全部妊娠妇女注射抗生素的预防方法显然会导致抗生素不必要的使用。因此，在孕妇产前进行GBS筛检显得尤为必要。

（一）国外围产期GBS筛检现状

目前，国外对于孕妇是否进行抗生素预防一般采用两种评估策略：基于风险评定的策略和基于GBS筛检的策略。通过对比两种不同策略实施效果可以得出结论：采用对

GBS 进行常规筛检策略比通过风险评定策略更能有效地降低婴儿早期侵入性感染的发生率。

GBS 筛检的策略决定，对于怀孕 35～37 周的孕妇都必须进行阴道和直肠的 GBS 筛检。

1996 年美国疾病控制中心（CDC）与其他机构共同制定了《围产期 B 族链球菌感染筛查及防治指南》，并于 2002 年和 2010 年进行了修改，很大程度上减少了围产期 B 族链球菌感染的发生率和危害，发病率从 20 世纪 90 年代早期的 1.7 例/1 000 个新生儿降低到了近些年的（0.34～0.37）例/1 000 个新生儿。

（二）国内围产期 GBS 筛检现状

长期以来我国对 GBS 的感染状况重视不够，然而，近期国内报道了一些 GBS 感染导致死亡的病例，邓江红等对北京儿童医院 234 例感染肺炎死亡的新生儿肺部组织石蜡标本进行了 GBS 检测，其检出率为 65%，该结果显示：在新生儿肺炎死亡病例中，GBS 是第一位的致病菌。

再者，由于国内抗生素的滥用，使得全国范围对围产期 GBS 的筛检几乎为空白，如今国家不断出台相关政策，对抗生素的临床应用与管理进行严格监控，加之 GBS 的危害比较严重，这使得 GBS 的筛检尤为重要且必要。

国内围产期 GBS 感染的预防工作可以借鉴美国 CDC 2010 年发布的 GBS 预防指南，对于怀孕 35～37 周的孕妇进行阴道和直肠的 GBS 筛检，这样能够提高预防效率，节省资源，同时能够大量减少不必要的抗生素使用。

参考文献

[1] 邓江红，杨永弘. B 组链球菌的分子生物学诊断和基因分型研究进展[J]. 中华儿科杂志，2005，11：37-40.

[2] Mustafe M M, Mccracken G H Jr. *Neonatal septicemia* and *meningitis*[M]//Rudolph A M, Hoffman J I E, Rudolph, eds. Rudolphs Pediatrics. 19th ed. Morwalk, Connecticut：Appleton 26 Lange，1991.

[3] Centers for Disease Control and Prevention. Prevention of perinatal group B streptococcal disease. A public health perspective[J]. MMWR, 1996, 45(RR-7)：1-24.

[4] 马延敏，吴连方. B 族链球菌对母婴健康的影响及诊断和防治[J]. 中华围产医学杂志，1998，02：109-111.

[5] Minkoff H, Mead P. An obstetric approach to the prevention of earlyonset group B β-hemolytic streptococcal sepsis[J]. Am J Obstet Gynecol, 1986, 154：973-977.

[6] 严徽辉. 引起人类疾病的 B 族链球菌（综述）[J]. 国外医学（微生物学分册），1979，1：8-12.

（孙自镛　刘为勇）

第二节　检　测　技　术

一、细菌培养

相关操作流程和方法详见前文所述。

二、Real－time PCR 检测

相关操作规程参照前文所述。

(一) 引物和探针序列

B 族链球菌 Real－time PCR 检测引物和探针序列见表 2－8－1。

表 2－8－1　B 族链球菌 Real－time PCR 检测引物和探针序列[1]

目的基因	引物/探针	核苷酸序列 (5′→3′)
Cfb	上游	CGCAATGAAGTCTTTAATTTTTC
	下游	ATGATGTATCTATCTGGAACTCTAGTG
	探针	FAM－TGCCGAAAACGCTTGATACAGGGAG－BHQ1

(二) 反应程序

B 族链球菌 Real－time PCR 检测反应程序见表 2－8－2。

表 2－8－2　B 族链球菌 Real－time PCR 检测反应程序

反应步骤	反应温度	反应时间	循环数
1	95 ℃	30 s	1
2	94 ℃	10 s	从第 4 步返回第 2 步，
3	60 ℃	15 s	循环 35 次
4	72 ℃	25 s	

参考文献

[1] Wang Y, Guo G, Wang H, et al. Gomparative study of bacteriological culture and real-time fluorescence quantitative RCR (RT－PCR) and multiplex RCR－based reverse line blot (mPCR/RLB) hybridization assay in the diagnosis of baterial neonatal meningitrs [J]. Bmc Pediatrics, 2004, 14 (1): 1－8.

(邵祝军　朱兵清)

第九章　结核分枝杆菌

第一节　基本特征

一、病原学特征

结核分枝杆菌（*Mycobacterium tuberculosis*）属于放线菌目分枝杆菌属，简称为结核杆菌。为细长略带弯曲的杆菌，包括人型、牛型、非洲型、鼠型 4 类，其中引起人类相关疾病的主要是人型结核分枝杆菌，牛型、非洲行结核分枝杆菌少见致病，鼠型结核分枝杆菌并不致病。结核分枝杆菌在含氧 40%～50%、5%～10% CO_2、温度为 36 ℃±5 ℃和 pH 值为 6.8～7.2 的环境下方能生长旺盛。它必须在含有血清、卵黄、马铃薯、甘油及某些无机盐类的特殊培养基上才能生长，在一般培养基上无法生长。因此，结核分枝杆菌最易入侵肺脏以及骨骼的两端。

二、临床表现

结核分枝杆菌通过呼吸道、消化道或皮肤损伤处侵入人体，引起多种组织器官结核病，其中以通过呼吸道感染引起肺结核为最多。当结核分枝杆菌进入血液循环会引起肺内、外传播，引起如脑结核、肾结核、肠结核等结核病，其中结核性脑膜炎（简称"结脑"）就是由结核分枝杆菌引起的以脑膜为主的非化脓性炎症，是常见的最严重的肺外结核病。当结核分枝杆菌侵入蛛网膜下腔的软脑膜、蛛网膜进而累及脑血管时，后果相当严重。在发达国家结核性脑膜炎病死率为 20%～41%，在发展中国家为 44%～69%[1]。结脑的临床表现可分为两类。

（一）一般表现

过去发病年龄多为儿童、少年，近年来成人较多见，病程多缓慢或呈亚急性，也有急性起病，多有发热、畏光、周身酸痛、食欲减退、盗汗、乏力等病症[2]。

（二）神经系统表现

（1）脑膜刺激征。一般 1 周左右出现项强、克氏征及布氏征阳性，儿童及老年人此征不典型。

（2）颅神经麻痹。有时为结脑首发表现，颅底粘连导致颅神经受损，多见于面神经、动眼神经、外展神经及视神经。受损可以是部分或完全，也可以是一侧神经或双侧神经受损。

（3）颅内压增高表现。表现为头痛、呕吐、视神经乳头水肿、意识障碍、脑疝。

（4）脑实质受损表现。表现为精神症状、抽搐、瘫痪、震颤、舞蹈及手足徐动、共济失调等。

（5）脊髓受损表现。如截瘫、尿便障碍、传导束型感觉障碍、神经根痛、性功能障碍，可为完全性或不全性横贯损害[2]。

三、流行病学特征

近年来，由于结核分枝杆菌耐药性增加，加上人口流动、艾滋病流行等因素，全球结核病发病率明显上升[3]，结脑患者也随之增多。研究表明，结脑全年均可发病，无明显高峰季节[4]。结脑临床表现较复杂，脑脊液改变并不典型，易与其他中枢神经系统感染混淆。综合国内外文献，结脑的误诊率为31.6%，而早期诊断率更是只有10%[5]。结脑脑脊液病原学检查阳性率很低，可能因为送检样本量、时间及检测方法有所不同，文献报道的差异较大，一般认为涂片阳性率不及10%，经培养后阳性率为10%～40%。而Zhiel – Nielsen涂片阳性率仅为3.5%，培养阳性率为32%[6]。

结脑在各年龄人群中均可发病，但儿童发病率明显高于成人，尤以农村儿童易患病。在对中国宜宾市第二人民医院2008年治疗的84例结脑患者的分析中发现，有58例患者年龄小于14周岁，有76例患者家居农村[4]。

据文献报道，接种卡介苗可预防粟粒结核和结脑，且作用明显。但目前卡介苗接种失败率有所增加、真皮内接种范围较小，以及卡介苗失效后复种的人很少这几个因素都可导致儿童结脑发病危险性的增加[7]。

参考文献

[1] Thomas M M, et al. Rapid diagnosis of *M. tuberculosis* meningitis by enumeration of cerebrospinal fluid antigen – specific T cells[J]. Int Tuberc Lung Dis, 2008, 12(6): 651 –765.

[2] 闫世明等. 结核性脑膜炎的诊断与治疗. 传染病信息, 2007, 20(1): 15 –20.

[3] World Health Orgnization. WHO global TB program: WHO report on the tuberculosis epidemic[J]. WHO, 1997.

[4] 邱邦东. 84例结核性脑膜炎的临床分析[J]. 西南军医, 2010, 12(1): 65 –66.

[5] 韩利军等. 结核性脑膜炎的临床诊断[J]. 2011年中国防痨协会全国学术会议论文集, 2011: 182 –185.

[6] Jordan J A, et al. Tuberculous meningitis a review of 27 years[J]. An Pediatr(Barc), 2005, 62(3): 215 –220.

［7］Costa M C，et al. Protective effect of intradermal BCGon tuberculous meningitis. Oficina Sanit Panam，1991，110（1）：26－32.

（周俊英　邬开朗）

第二节　检测技术

一、PCR 检测

（一）DNA 提取

参照试剂盒说明书进行。

（二）引物序列（见表 2-9-1）[1]

表 2-9-1　结核分枝杆菌 PCR 检测引物序列

目的基因	引物方向	核苷酸序列（5′→3′）	扩增片段大小（bp）
IS 6110	上游	CCTGCGAGCGTAGGCGTCGG	123
	下游	CTCGTCCAGCGCCGCTTCGC	

（三）PCR 体系（表 2-9-2）

表 2-9-2　结核分枝杆菌 PCR 检测反应体系

体系组分	体积/终浓度
ddH$_2$O（RNase Free）	10.7 μL
10×PCR 反应缓冲液	2.5 μL
MgCl$_2$（25 mmmol/L）	1.5 μL
dNTPs	300 μmol/L
引物1	终浓度为 10 pmol/L
引物2	终浓度为 10 pmol/L
Taq DNA 聚合酶	2.5 U

（四）PCR反应程序（表2-9-3）

表2-9-3　结核分枝杆菌PCR检测反应条件

反应步骤	反应温度	反应时间	循环数
1	94 ℃	5 min	1
2	94 ℃	1 min	从第4步返回第2步，循环30次
3	63 ℃	1 min	
4	72 ℃	1 min	
5	72 ℃	1 min	1
6	4 ℃	∞	1

参见前文PCR检测的相应内容。

二、操作流程

参见前文提到的普通PCR检测方法。

参考文献

［1］ Diagnostic potential of *IS6110*, 38 kDa, 65 kDa and 85 B sequence – based polymerase chain reaction in the diagnosis of *Mycobacterium tuberculosis* in clinical samples［J］. Indian J Med Microbi, 2007, 25(1)：43 –49.

（孙自镛　邵祝军　刘为勇）

第十章　单增李斯特菌

第一节　基本特征

一、病原学特征

单核细胞增生性李斯特菌（*Listeria monocytogenes*），简称单增李斯特菌，属于李斯特菌属（*Listeria*），李斯特菌属有 2 个群 7 个种，分别是单核细胞增生性李斯特菌（*L. monocytogenes*，LM）、韦氏李斯特菌（*L. welshimei*）、伊氏李斯特菌（*L. ivanovii*）、塞氏李斯特菌（*L. seeligeri*）、诺克李斯特菌（*L. innocua*）、格氏李斯特菌（*L. grayi*）和莫氏李斯特菌（*L. murrayi*）。单增李斯特菌广泛分布于土壤、水、人和动物粪便中，它是一种兼性厌氧菌，在普通培养基上即可生长，菌落的初始状态很小，直径约为 0.2 ～ 0.4 mm，半透明状，边缘整齐，呈露水滴状。单增李斯特菌的最适生长温度为 30 ～ 37 ℃，在血琼脂上于 35 ℃经 18 ～ 24 h 培养能长出狭窄的 β 溶血环。单增李斯特菌在国际上被公认为李斯特菌属 7 种中唯一一种能够引起人类疾病的细菌，是重要的食源性人兽共患病原菌，能够引起人类严重感染。在形态学结构上，单增李斯特菌为革兰阳性杆菌，不产生分支且没有芽孢结构，一般不形成荚膜，通常成双排列，偶尔也可以观察到双球菌状态。同时，该菌在 18 ～ 20 ℃鞭毛有动力，在 37 ℃鞭毛动力缓慢。研究表明，单增李斯特菌是引起脑膜炎、菌血症等疾病的病原体之一。单增李斯特菌脑膜炎是一种细菌性脑膜炎，通常发生于免疫功能受损的患者，大多数是通过食物传播，近几年来发病率逐渐升高[1]。

二、临床表现

临床上定义由单增李斯特菌引起的疾病统称为李斯特菌病，引起李斯特菌病的病原体是从血液、脑脊液或其他正常情况下应该无菌的身体部位（如胎盘）分离的李斯特菌。李斯特菌病的表现形式包括脑膜炎、败血症，以及感染孕妇的子宫或宫颈而引起的自然流产或者死胎。由单增李斯特菌引起的脑膜炎与其他细菌性脑膜炎相似，通常起病急、有流感样症状，并且90％病例的首发症状为持续性发热，大多在 39 ℃以上。单增李斯特菌的感染剂量未知，主要是随菌株和患者的敏感性而异。据报道，头痛、眩晕、恶心、呕吐等症状可能出现在更严重的李斯特菌病症之前。脑膜刺激征明显，且常伴有意识障碍如木僵等，亦可发生抽搐。重症者可在 24～48 h 内昏迷。少数患者起病过程缓慢，病程时间较长并且会有反复迹象。如果病变累及脑实质则可能会发展为脑炎和脑脓肿。个别患者也会出现脑干炎、发音和吞咽困难、面神经瘫痪和偏瘫等。

三、流行病学特征

李斯特菌属中只有单增李斯特菌会感染人类[2]。单增李斯特菌包括致病性、弱致病性和非致病性 3 种类型。李斯特菌 4b 型主要感染反刍动物，1 型主要感染啮齿动物，与全球 33%～50% 的单增李斯特菌感染暴发流行有关[3]。单增李斯特菌是李斯特菌属中致病力最强的细菌，是引起动物和人类疾病的主要食源性致病菌，其导致的死亡率甚至超过了沙门菌和肉毒杆菌[4]。研究表明，高达 10% 的人类胃肠道对单增李斯特菌易感[5]。单增李斯特菌进入人体是否患病与菌量、宿主的年龄及免疫状态有关，因为该菌是一种细胞内寄生菌，宿主对其的清除主要靠细胞免疫功能，因此，易感者为新生儿、孕妇、40 岁以上的成人和免疫功能缺陷者。近几年食品污染物调查结果显示，单增李斯特菌在生肉及即食食品中污染率较高[6]。该菌可诱发食物中毒，导致李斯特菌病，主要引起人类脑膜炎、菌血症等，发病率虽低，病死率却高达 30%～70%[7]。

单增李斯特菌并不是一种新发现的细菌，1911 年在瑞典首次从兔子的肝脏中分离到[8]，1925 年人们又认识到了单增李斯特菌可以引起绵羊患病的症状，1929 年也首次报道证实了李氏菌对人的致病性[8]。但过去人们对该菌的认识非常少，通过实验分离到的病原菌往往被认为是其他菌而被忽略。最近几年，一些国家连续暴发了数起由单增李斯特菌引起的食物中毒事件，从而引起了人们对该菌的极大重视。如 1979 年在美国波士顿地区；1981 年在加拿大东海岸数省相继发生了食用蔬菜色拉引起的单增李斯特菌食物中毒；1983 年在美国的马萨诸塞州甚至发生了饮用巴氏消毒奶而引起的单增李斯特菌食物中毒事件，在 49 例患者中有 14 人死亡；最严重的一次是 1985 年在美国加利福尼亚地区因食用乳酪引起的单增李斯特菌食物中毒，314 例患者中有 105 人死亡[9]。此外，瑞士、丹麦、法国也都有该菌引起食物中毒的报道，英国还曾有鸡蛋被单增李斯特菌污染的报道。为此，西欧、北美等国家对此极为重视，积极开展了对该菌的各项研究工作。世界卫生组织也于 1986 年设立了专门机构，协调开展对该菌的流行病学、诊断学和预防医学等方面的研究工作[10]。

我国目前没有单增李斯特菌爆发的相关报道，但存在由该菌引起的散发病例报告。单增李斯特菌在环境中无处不在，在绝大多数的食品中都能找到单增李斯特菌，感染后患者病情重、病死率高，故临床中应该提高认识，加强防范和监管措施，发现感染及时给予正确的治疗。

参考文献

[1] Silk B J, Date K A, Jackson KA, et al. Invasive *Listeriosis* in the foodborne diseases active surveillance network（FoodNet），2004 – 2009：further targeted prevention needed for higher – risk groups［J］. Clin Infect Dis, 2012, 54(5)：S396 – S404.

[2] Vanghele M, Ganea E. The role of bacterial toolecular chaperonesin pathogen survival within the host［J］. Rom J Bio – chem, 2010, 47(87)：100.

[3] 王晓店，郑军，田秀英，等. 围产期产单核细胞增生性李斯特杆菌感染防治的研究进展［J］. 中国新生儿科杂志，2012，27(2)：135 – 137.

[4] 潘军航，梅玲玲，张严峻，等. 食品中单增李斯特菌血清型及耐药性监测［J］. 中国公共卫生，2008，24：107 – 108.

[5] Allerberger F, Wagner M. *Listeriosis*：a resurgent foodbome infection［J］. Clin Microbiol Infect, 2010, 16：16 – 23.

[6] 张嵘，江晓，叶艳华，等. 一支半固体盲样中食源性致病菌分离鉴定［J］. 中国医学创新，2013，10(5)：145 – 146.

[7] 吴晓芳，韩建康，纪蕾，等. 多重实时荧光 PCR 快速检测沙门菌和单增李斯特菌［J］. 疾病监测，2011，26(3)：234 – 237.

[8] Michael P D. Food-Borne pathogens of recent concern. Ann. Rev. Nutr. 1985, 5：25.

[9] Kerr K G, Leoey R W. *Listeriosis*：new problems with an old pathogen［J］. J of Hospital Infection, 1988, 12：247.

[10] Anonymous. Foodborne *Listeria*［M］//Report of WHO Informal working Group. Geneva：Februaty, 1988.

（刘芳　孙自镛　刘为勇）

第二节　检 测 技 术

一、细菌培养

相关操作流程和方法详见前文所述。

二、PCR 检测

（一）DNA 提取
参照试剂盒说明书进行。

（二）引物序列（见表 2 - 10 - 1）

表 2 - 10 - 1　单增李斯特菌 PCR 检测引物序列[1-2]

目的基因	引物方向	核苷酸序列（5′→3′）	扩增片段大小（bp）
hly	上游	ACGCAGTAAATACATTAGTG	372
	下游	AATAAACTTGACGGCCATAC	

（三）反应条件（见表 2 - 10 - 2）

表 2 - 10 - 2　单增李斯特菌 PCR 检测反应条件

反应步骤	反应温度	反应时间	循环数
1	94 ℃	5 min	1
2	94 ℃	1 min	从第 4 步返回第 2 步，循环 30 次
3	56 ℃	1 min	
4	72 ℃	1 min	
5	72 ℃	7 min	1
6	4 ℃	∞	1

三、操作流程

参见前文提到的普通 PCR 检测方法。

参考文献

[1] 宫照龙，祝仁发，叶长芸，等. 118 株单核细胞增生李斯特菌的毒力基因检测. 疾病监测，2007(5)，299 - 301.

[2] 张兰荣，王艳，张扬，等. 2007—2011 年北京市通州区分离单增李斯特菌的生物学及分子流行病学特征. 疾病监测，2012(7)：562 - 564.

（叶长芸　王艳）

第三部分

脑炎脑膜炎主要病毒病原体检测技术

第一章 病毒学检测总体策略

一、标本检测流程

（一）脑脊液标本

具体检测流程见图 3 - 1 - 1。

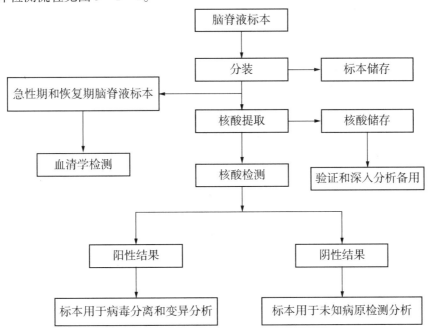

图 3 - 1 - 1 脑炎脑膜炎症候群病毒性病原体脑脊液标本检测流程

（二）血标本

具体检测流程见图 3 - 1 - 2。

（三）咽拭标本

具体检测流程见图 3 - 1 - 3。

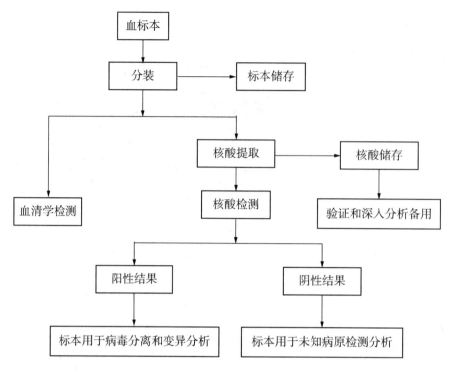

图 3-1-2　脑炎脑膜炎症候群病毒性病原体血标本检测流程

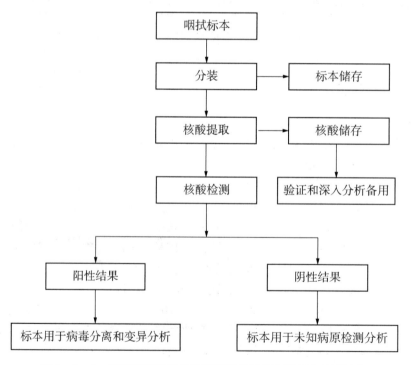

图 3-1-3　脑炎脑膜炎症候群病毒性病原体咽拭标本检测流程

（四）粪便标本

具体检测流程见图 3 - 1 - 4。

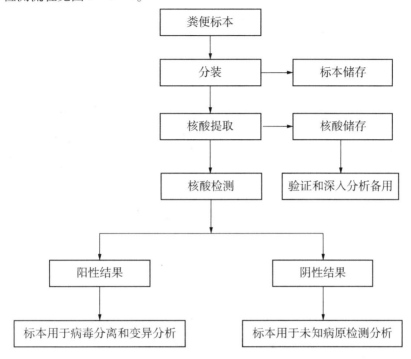

图 3 - 1 - 4　脑炎脑膜炎症候群病毒性病原体粪便标本检测流程

二、检测方法

（一）病毒的核酸检测

脑炎脑膜炎症候群的病毒检测内容至少包括乙脑病毒、肠道病毒、腮腺炎病毒、单纯疱疹病毒 4 个种属的病毒。

1. 核酸的提取

取 200 ~ 400 μL 标本（标本使用量最多不超过 1 mL）用于核酸的提取。核酸提取后适当分装，至少在 -70 ℃冰箱内保存 1 份备份核酸，便于后续研究和抽样检测。核酸提取的方法包括：自动化核酸提取；商品化的核酸提取试剂盒；传统的公认方法如 Trizol 核酸提取方法等。具体方法可根据硬件条件和储备的技术力量选择，根据选择的方法配备相应的试剂和设备。以下简要叙述 Trizol 法提取 RNA。

（1）标本处理。培养细胞：细胞不多于 1×10^7 个，放入 1.5 mL 离心管中，加入 1 mL Trizol，混匀，冰上放置 30 ~ 60 min。其他标本（血液标本、鼻/咽拭子、液化的痰液、胸水、灌洗液和病毒培养上清等）：取适当体积（200 μL）血液标本、鼻/咽拭子、液化的痰液、胸水、灌洗液和病毒培养上清，加 800 μL Trizol，混匀，冰上放置 30 ~ 60 min。

（2）以 1 mL 裂解液加入 0.2 mL 的比例加入氯仿，盖紧离心管盖，用手剧烈振荡离心管 15 s，室温静置 10 min。4 ℃，12 000 ×g 离心 10 min。

（3）小心吸取上层水相到一个新的离心管，按每毫升 Trizol 液加 0.5 mL 异丙醇的比例加入异丙醇，室温放置 10 min。4 ℃，12 000 ×g 离心 10 min。

（4）弃去上清液，按每毫升裂解液加入 1 mL 的 75% 乙醇的比例洗涤沉淀，混匀，4 ℃，12 000 ×g 离心 10 min。

（5）小心弃去上清液，然后室温干燥 5 ～ 10 min（干燥后的核酸变为透明，没有液滴残留），注意不要过分干燥，以免 RNA 不易溶解。

（6）加 50 μL RNase free 水重悬。立即实验或 –70 ℃ 保存。

建议核酸提取后直接分装 3 份至 0.2 mL PCR 管（或排管）中，一份用于检测，其他保存后用于后续的研究。

2. 核酸的检测

对于 RNA 病毒的检测可以用一步法 RT – PCR 试剂盒进行，也可以将 RNA 逆转录为 cDNA 再用 PCR 方法检测，若使用前者请直接跳至病毒核酸 RT – PCR 检测。相关操作规程参照商业化试剂盒说明书进行。

3. 病毒核酸 RT – PCR 检测

反应体系配制区、模板核酸加样区及扩增区应严格分开，避免污染。每次检测根据检测标本数必须带有阴性对照和/或体系对照。

4. 核酸检测实验室操作规范

因为核酸检测技术是一个扩增的过程，得到 PCR 产物的同时伴随着一个很大的问题——交叉污染。按下列实验室操作规程操作，可以减少交叉污染的发生：

（1）PCR 之前的准备工作和之后的处理分别在不同的房间内操作。

（2）PCR 之前的准备工作和之后的处理分别使用两套移液器及其他设备。

（3）将试剂分装保存，尽量减少重复使用的频率。

（4）准备和分装试剂应该在无 PCR 扩增产物的区域内进行。

（5）准备寡聚核苷酸引物应该在无 PCR 扩增产物的环境中进行。

（6）只使用能阻止气溶胶产生的吸头。

（7）戴手套（无滑石粉），并经常更换。

（8）打开各种管子要小心，避免气溶胶的产生。

（9）减少每次处理样品的数量。

（10）将除核酸之外的其他试剂先加到反应管中，最后再加入核酸。

（11）每次加入核酸后要盖上相应 PCR 管的盖子，然后再加入其他核酸。

（12）使用阳性对照，选取一个稳定的每次都能扩增出结果的样品作阳性对照。

（13）使用一个已知性质的样品作阴性对照。

（14）每次实验都要用试剂混合物作为空白对照。它包含除了标本 RNA 以外的 PCR 反应所需的所有其他成分。

注：进行脊髓灰质炎病毒相关实验操作需注意生物安全性，该类病原检测原则上只能在省级及以上疾病防控中心进行。

5. 检测结果确证

若对得到的核酸检测的电泳结果存在疑问，无法判定时，则需要将待检测的扩增产物通过凝胶电泳回收，通过测序方法验证。

（二）病毒的分离培养检测

针对脑炎脑膜炎症候群所获得病毒株，需进行生物型别鉴定、血清型鉴定、分子分型、基因型鉴定、基因变异特征分析等。对病毒的分离不仅有助于明确病毒病原性，更便于对病毒基因水平和血清学的分析。

成功分离的病毒应对其进行生物学鉴定，包括核酸检测、免疫荧光分析，确定病毒种类后需对其进行纯化，明确滴度和重要基因的变异情况。

对于可培养的病毒包括乙脑病毒、腮腺炎病毒、肠道病毒、单纯疱疹病毒进行病毒的分离。

1. 分离培养流程

（1）准备病毒生长液。每500 mL 细胞维持液中加入0.5 mL 的 TPCK - 胰酶（母液浓度为2 mg/mL）使 TPCK - 胰酶的终浓度为2 μg/mL。

（2）细胞培养瓶的接种。用无菌移液管吸取适量临床标本置于细胞培养瓶中，温和摇动数次。然后放于37 ℃，5% CO_2 培养箱中吸附1 ~ 2 h。吸出接种物，用 Hank's液清洗细胞2遍，然后在细胞培养瓶中加入6 mL 病毒生长液。放置于33 ~ 35 ℃培养箱培养，每日观察细胞病变情况。

（3）病毒的收获。当75% ~ 100%细胞出现病变时进行收获，即使无细胞病变也应该于接种后第7天收获。收获的病毒液可以立即进行后续实验，或冻于 - 70 ℃冰箱待以后实验使用。

（4）质量控制。

①细胞株：用于病毒分离培养的细胞株应有明确的生物学背景，排除支原体和其他病原体的污染，来源清楚。

②试剂、血清和抗体：分离培养病毒所用的试剂和血清，以及鉴定病毒使用的抗体或参考血清应有质量控制。

（5）毒株保存。将病毒保存在螺口冻存管中，标记（包括病毒名称、传代次数、滴度和培养用细胞名称）后冻存于液氮或 - 70 ℃冰箱内。

2. 细胞分离的几个概念

（1）毒性反应：如果在接种后1 ~ 2天内细胞快速地凋亡，这可能是由于标本中含有毒性物质而导致的非特异性毒性反应。这些已接种标本的试管应在 - 20 ℃冻存，融化后取0.2 mL 接种到同一类型细胞中（此时是第二代）。如果又出现了毒性反应，那么应该取原始标本用 PBS 稀释10 倍，再次接种到同种细胞中。这时应被认为是第一代。

（2）微生物污染：由于细菌污染而造成的培养液混浊或细胞死亡经常使由病毒造成的致细胞病变效应（cytopathic effect，CPE）无法确定或根本无法出现。此时应重新取原始标本，用氯仿处理，按上述步骤重新接种到新鲜细胞上。

（3）盲传：有时1周之后传代细胞会老化，甚至细胞对照也出现了病变。这时已接种标本的试管应在 - 20 ℃冻存，融化后取0.2 mL 接种到同一类型的新鲜单层细胞中，再观察 7 ~ 10 天。如果盲传两代后仍然没有产生 CPE，那么认为这个标本是阴性的。

3. 病毒分离实验室操作技术规范

尽量小心以避免在接种细胞或传代时发生病毒交叉污染。不要将已接种病毒的细胞培养管中的液体倾倒掉，应该用移液管移走液体，每一步都要更换新的移液管。不要用微量移液器，除非使用带滤膜的可阻止气溶胶产生的吸头（ARTs）。避免剧烈震荡而产生气溶胶，如有液滴溅出，要立即用消毒剂清理干净。

4. 注意事项

（1）额外的传代。在进行 HFMD/AHC 标本病毒分离的过程中，有时可能要考虑到从病例中分离出的标本中有人肠道病毒漏检情况。此时，接种过病毒的细胞悬液要经过冻融后，重新接种到新的单层细胞上以释放存在的病毒。在标本培养没有产生 CPE 的情况下，特别是如果发生毒性反应或污染时，使用新的、健康的细胞可能会产生可识别的 CPE。但病毒传代不要超过 3 次，因为每一次操作都会增加病毒交叉污染的机会，从而产生假阳性结果。

（2）标本吸附到单层细胞上。有时考虑到标本中含有的病毒量较低，可以在接种病毒前将细胞生长液先倒掉，用无菌 PBS 清洗单层细胞，在室温条件下接种 0.2 mL 标本悬液使其先吸附到单层细胞上，吸附过程中轻轻摇动，偶尔旋转使接种液分布均匀，并可以防止周围层细胞干燥。然后再加入 1 mL 的维持液。使用这种方法可以检测到稍低浓度的病毒，减小标本的毒性反应，而且至少可以使 CPE 提前一天产生。但缺点是必须考虑到它会增加病毒（和可能的细菌）交叉污染的问题，因为在这个步骤中增加了开盖、关盖的次数。因为在使用含有很高滴度的病毒标本时交叉污染的可能性很大，所以不允许用这种方法接种病毒分离物。

（三）病毒的血清学诊断检测

对于脑炎脑膜炎症候群的病毒检测，凡取到急性期与恢复期双份血清的病例，应用血清学方法检测特异性抗体升高倍数。对乙脑病毒、腮腺炎病毒、肠道病毒、单纯疱疹病毒等病原体可按推荐的 ELISA 试剂盒进行双份血清的抗体滴度检测。针对各种病原体的抗体检测的具体操作流程及结果判断，按相应试剂盒所提供的说明书进行。

三、场地、人员和设备要求

（一）实验室要求

感染性材料必须在 BSL-2 或以上安全级别实验室生物安全柜内进行操作，不同的材料需要按照实验室要求在不同的工作区进行操作。核酸的提取、检测体系的配制、PCR 模板的加入、PCR 扩增及电泳等需在不同的工作区进行操作；《人间传染的病原微生物名录》中规定的在 BSL-2 实验室操作的已知病毒的分离和培养及正常细胞的培养可在 BSL-2 实验室同一个工作区、不同工作时间内进行操作；可能涉及的高致病性病原微生物和未知病原的操作要在 BSL-3 实验室操作，不同的病毒需要在不同的工作区进行操作。

（二）操作人员的要求

操作人员要经过生物安全考核和实验室考核并取得上岗资质证明。感染性材料的使用需要双人操作。根据操作实验的内容选择适当的人员防护。

（三）设备和耗材要求

涉及的设备应处于正常工作状态，其中生物安全柜、高压蒸汽灭菌器等生物安全相关设备需通过年检。涉及临床标本分装、存储等操作的容器、吸头和移液管等需经灭菌处理；涉及核酸提取、分装和检测等操作的耗材需去除 DNA 酶和 RNA 酶；涉及病毒分离和细胞培养等的耗材需经灭菌处理。

（王环宇　吴建国　梁国栋）

第二章 乙型脑炎病毒

第一节 基本特征

一、病原学特征

乙型脑炎病毒是一种虫媒病毒，与西尼罗病毒、黄热病毒、登革热病毒等同属于黄病毒科黄病毒属。该病毒最早于1953年在日本患者脑组织中分离获得，因此，称为日本脑炎病毒（japanese encephalitis virus，JEV），所引起的疾病简称乙型脑炎（JE，简称"乙脑"）[1]。

乙脑病毒颗粒为球状，直径40 nm，内部是核衣壳，外部包裹着脂质包膜。病毒基因组为一条11 kb的正义单链RNA，其中包含95个碱基的5′-非编码区、585个碱基的3′-非编码区和一个10 296 bp的大开放阅读框（open reading frame，ORF）。开放阅读框编码由3 432个氨基酸组成的多聚蛋白前体。该多聚蛋白在自身编码的蛋白酶及细胞内其他酶的作用下切割成3个结构蛋白（C，PrM和E）和7个非结构蛋白（NS1，NS2A，NS2B，NS3，NS4A，NS4B和NS5），其结构蛋白决定着该病毒的生物学特性[2-3]。

核衣壳蛋白（C蛋白）的C端疏水性氨基酸可以将该病毒核酸固定在宿主细胞的粗面内质网膜上，使其更易装配成包裹基因组的核衣壳和免受核酸酶的破坏。

膜蛋白（M蛋白）能诱发中和抗体，有研究表明，在乙脑病毒的PrM/M蛋白上有一个线性的B细胞表位，即M14-13。这个线性的B细胞表位是乙脑病毒所特有的，它只能和乙脑病毒兔血清或猪血清发生反应，而且在不同的乙脑病毒序列中具有高度的保守性，这为根据病毒特异性的表位诊断乙脑提供了潜在的重要依据，并有助于进一步阐明乙脑病毒PrM/M蛋白的抗原结构和生物学功能。

E蛋白是病毒的主要抗原成分，具有刺激机体产生特异性中和抗体和凝集红细胞的作用。E蛋白中的高甘露糖侧链决定病毒蛋白的抗原性质，与病毒颗粒的吸附、渗透、致病和诱导宿主的免疫反应等密切相关。E蛋白几个重要氨基酸的改变还可以影响病毒毒力和侵染力。PrM和E蛋白都具有免疫原性，为免疫原性蛋白。

二、临床表现

当带毒蚊虫叮咬人时，病毒随蚊虫唾液传入人体皮下，先在毛细血管内皮细胞及局部淋巴结等处的细胞中增殖，随后有少量病毒进入血液成为短暂的第一次病毒血症，此时病毒随血循环散布到肝、脾等处的细胞中继续增殖，一般不出现明显症状或只发生轻微的前驱症状。经 4～7 天的潜伏期后，在体内增殖的大量病毒再侵入血流成为第二次病毒血症，引起发热、寒战及全身不适等症状[4]。大部分患者病情不会再继续发展，数日后可自愈；但少数患者（0.1%）体内的病毒可通过血脑屏障进入脑内增殖，引起脑膜及脑组织发炎，造成神经元细胞变性坏死、毛细血管栓塞、淋巴细胞浸润，甚至出现局灶性坏死和脑组织软化。临床上表现为高烧、意识障碍、抽搐、颅内压升高及脑膜刺激征。重症患者可能死于呼吸循环衰竭，部分患者病后遗留失语、强直性痉挛、精神失常等后遗症。

JEV 也可以感染多种动物，如猪、马、牛、羊、猴子等，其他如兔子、蝙蝠、鸭子、鸟等也为易感动物。猪感染 JEV 后有 3～4 天潜伏期，患病仔猪容易出现精神萎靡、走路跛跄、体温升高，甚至死亡现象。育肥猪表现为高烧，母猪出现流产、木乃伊胎、畸形胎等。种公猪临床表现为一侧或两侧睾丸肿胀、局部发热等症状，但消退后睾丸逐渐缩小、变硬，不能进行配种。

JEV 在动物的脑内接种后，可使小白鼠、金黄地鼠、绵羊等动物发生典型的神经症状，如行动迟缓、离群、耸毛、尾强直、抽搐、四肢麻痹和病理改变，乳鼠极易感，脑内接种经约 72 h 就可发生死亡。

三、流行病学特征

JEV 主要分布在热带、亚热带和温带地区，南纬85°～140°、北纬 8°～46°之间的区域，因为该地区温度最适合 *Culex tritaeniorhynchus*（三带喙库蚊）及其他蚊虫的滋生。20 世纪初，JEV 主要在日本、韩国和中国大陆温带地区存在，但到了 20 世纪 60 年代，该病已蔓延至其他亚洲国家，如老挝、越南、柬埔寨、缅甸、巴基斯坦等国，近年来，乙脑病例在以往没有出现乙脑病例的国家出现，如在西太平洋的马里亚纳岛、塞班岛、澳大利亚，其中在华莱士线以南首次在巴杜岛上发现乙脑病例[5-8]。我国乙脑病例从 20 世纪 50 年代开始上升，1965—1966 年和 1971—1972 年出现两次高峰。直到 1957 年该病才得以控制，发患者数从年均 5 万～7 万降至年均 2 万～3 万[9]。近年来，乙脑年发患者数控制在 1 万多例，由于地理位置差异，部分省份的发病率降至 10% 以下，但河南、四川、贵州、重庆等省份的感染率达 20%～30%，且感染人数持续增加。我国目前除青海、西藏无乙脑病例报道外，其他省市均有发生。乙脑在热带地区的初夏、秋、冬都会出现流行，在温带和亚热带地区有明显的季节性，这与蚊虫的滋生、繁殖密度有关。

猪容易感染 JEV，同时也是 JEV 重要的储存宿主。当猪感染 JEV 后母猪容易出现流产或死胎现象。我国猪的饲养范围大而且数量多，每年新出生的仔猪几乎没有免疫力，仔猪到乙脑流行季节几乎都会感染 JEV，成为新的传染源和储存宿主。当人感染 JEV 时，病毒血症期一般为 3～5 天，而且血液中的病毒滴度非常低，所以感染者可成为传染源，但不是病毒快速扩散传播的主要原因。蚊子是最重要的传播媒介，到目前为止，分离出 JEV 的蚊子在全球范围内有 5 个属（库蚊、按蚊、伊蚊、曼蚊和阿蚊）共 30 余种。在众多蚊子中 Culex tritaeniorhynchus 是主要的传播媒介。

JEV 的感染途径主要为猪—蚊子—人类。研究表明，猪是重要的病毒扩增宿主。猪感染的数量、早晚期及带毒率与乙脑的流行密切相关，而且猪自然感染 JEV 后的流行高峰比人感染要早 3～4 周。

JEV 在亚洲是病毒性脑炎的首要原因，每年有高达 70 000 的病例被报道，但其致死率依据人口和年龄分布有所不同，在 0.3%～60.0% 范围内变化，农村地区的居民相比城市居民来说更易患此病。人类、牛、马是 JEV 的终端宿主，但猪却是这种病毒的扩增宿主，并且在乙脑的流行中起着重要作用。JEV 感染猪后是无症状的，除了在妊娠母猪中常常会引起胎儿流产和致死先天畸形。JEV 最重要的传播媒介是三带喙库蚊，天然宿主是鸟类而不是人类，故很多人认为 JEV 不能被完全清除[10-13]。

参考文献

[1] Ghoshal A, Das S, Ghosh S, et al. Proinflammatory mediators released by activated microglia induces neuronal death in Japanese encephalitis [J]. Glia, 2007, 55 (5): 483 - 496.

[2] He B. Viruses, endoplasmic reticulum stress, and interferon responses [J]. Cell Death Differ, 2006, 13 (3): 393 - 403.

[3] Su H L, Liao C L, Lin Y L. Japanese encephalitis virus infection initiates endoplasmic reticulum stress and an unfolded protein response [J]. J Virol, 2002, 76 (9): 4162 - 4171.

[4] Ghosh D, Basu A. Japanese encephalitis - a pathological and clinical perspective [J]. PLoS Negl Trop Dis, 2009, 3 (9): 437.

[5] Hanna J N, Ritchie S A, Phillips D A, et al. Japanese encephalitis in north Queensland, Australia, 1998 [J]. Med J Aust, 1999, 170 (11): 533 - 536.

[6] Tsai T F, Yu Y X, Jia L L, et al. Immunogenicity of live attenuated SA14 - 14 - 2 Japanese encephalitis vaccine - a comparison of 1 - and 3 - month immunization schedules [J]. J Infect Diseases, 1998, 177 (1): 221 - 223.

[7] Umenai T, Krzysko R, Bektimirov T A, et al. Japanese encephalitis: current worldwide status [J]. Bull World Health Organ, 1985, 63 (4): 625 - 631.

[8] Burke D S, Ting P M, Ward G S, et al. Intense transmission of Japanese encephalitis virus to pigs in a region free of epidemic encephalitis [J]. Southeast Asian J Trop Med Public Health, 1985, 16 (2): 199 - 206.

[9] Zhang J S, Zhao Q M, Gao X F, et al. Isolation and genetic characteristics of human

genotype 1 Japanese encephalitis virus, China, 2009 [J]. Plos One, 2011, 6 (1): 16418.

[10] Chen W R, Tesh R B, John J B, et al. Genetic variation of Japanese encephalitis virus innature [J]. Virol J, 1990, 71 (18): 2915 –2922.

[11] Hua R H, Chen N S, Mohal A, et al. Identification and characterization of a virus specific continuous B – cell epitope on the PrM/M protein of Japanese encephalitis virus; potential application in the detection of antibodies to distinguish Japanese Encephalitis virus infection from west nile and dengue virus infections [J]. Virol J, 2010, 7: 249.

[12] Zheng Y, Li M, Wang H, et al. Japanese encephalitis and Japanese encephalitis virus in mainland China [J]. Rev Med Virol, 2012, 22 (5): 301 –322.

[13] Ye J, Zhu B, Fu Z F, et al. Immune evasion strategies of flaviviruses [J]. Vaccine, 2013, 31 (3): 461 –471.

（邬开朗　刘映乐　熊鹰）

第二节　检 测 技 术

一、分离培养

乙脑病毒的 BHK 细胞分离实验室生物安全级别为 BSL – 2。实验操作人员需进行 BSL – 2 防护，乙脑病毒的 BHK 细胞分离操作必须在 BSL – 2 级实验室的生物安全柜中进行。

（一）病毒生长液

1. 细胞维持液准备

500 mL D – MEM 液中加入青霉素、链霉素母液 5 mL（终浓度为青霉素 100 U/mL、链霉素 100 μg/mL）、牛血清白蛋白组分 V 12.5 mL（终浓度为 0.2%）、HEPES 缓冲液 12.5 mL（终浓度为 25 mol/L）。

2. 病毒生长液

每 500 mL 细胞维持液中加入 0.5 mL 的 TPCK – 胰酶（母液浓度为 2 mg/mL）使 TPCK – 胰酶的终浓度为 2 μg/mL。

（二）病毒 BHK 细胞分离步骤

1. 80%～90% 成片细胞的准备

以选取 T25 细胞瓶为例。

（1）用 40× 物镜观察细胞生长状态。

（2）轻轻倒出细胞生长液，用 10 mL 的无菌移液管吸取 6 mL Hank's 液分别清洗细胞 3 遍。

2. 细胞培养瓶的接种

（1）用无菌的移液管将清洗细胞的 Hank's 液从细胞培养瓶中移出。

（2）用无菌的移液管吸取适量临床标本置于细胞培养瓶中，温和摇动数次。

（3）然后放于 37 ℃，5% CO_2 培养箱中吸附 1 h。

（4）吸出接种物，用 10 mL 的无菌移液管吸取 6 mL Hank's 液分别清洗细胞 2 遍。然后加入 6 mL 病毒生长液于细胞培养瓶中。

（5）放置于 37 ℃培养箱培养。

（6）每日观察细胞病变情况。细胞病变的特征是细胞圆缩、细胞间隙增大、细胞核固缩或破裂，严重时细胞部分或全部脱落。

（三）培养物的收获

当 75% ～ 100% 细胞出现病变时进行收获，收获之前可以将细胞放于 -70 ℃冰箱冻融 1 ～ 2 次，以提高收获标本的病毒滴度。即使无细胞病变也应该于接种后第 7 天收获。收获病毒液时，先温和摇动细胞瓶数次，然后用 10 mL 的无菌移液管吸取病毒液置于 15 mL 无菌离心管中，混匀病毒。收获的病毒液可以立即进行后续实验，或冻存于 -70 ℃冰箱待以后实验使用。

二、血清学检测

乙脑病毒的血清学检测一般用人脑脊液或血清标本，检测乙型脑炎病毒 IgM 类抗体可为急性乙型脑炎的早期诊断提供依据。具体操作规程参照相关商业化试剂盒说明书进行。

三、核酸检测

（一）核酸提取

取 200 ～ 400 mL 标本（标本使用量不超过 1 mL）用于核酸的提取，核酸提取的方法参照前文所述。

（二）引物序列

引物序列及扩增片段见表 3 - 2 - 1。

表 3 - 2 - 1 乙脑病毒 RT - PCR 检测引物序列及扩增片段[1-2]

引物名称	引物序列（5'→3'）	扩增片段大小（bp）
JEV - PrM - F	CGTTCTTCAAGTTTACAGCATTAG	492
JEV - PrM - R	CGYTTGGAATGYCTRGTCCG	

（三）RT-PCR 检测

1. 反应体系（见表3-2-2）

表3-2-2 乙脑病毒 RT-PCR 检测反应体系（20 μL）

体系组分	体积（μL）
ddH$_2$O（RNase Free）	18.0 μL
扩增酶和缓冲等	x μL
上游引物（50 pmol）	0.4 μL
上游引物（50 pmol）	0.4 μL
模板 RNA	20.0 μL

2. 反应条件

48 ℃逆转录45～50 min，若模板为 cDNA 则进入 PCR 反应程序。PCR 反应程序反应条件见表3-2-3。

表3-2-3 乙脑病毒 RT-PCR 检测反应条件

反应步骤	反应温度	反应时间	循环数
1	95 ℃	5 min	1
2	94 ℃	30 s	从第3步返回第2步，
3	55 ℃	30 s	循环30～35 次
4	72 ℃	60 s	1
5	4 ℃	∞	1

3. 电泳

用2%的琼脂糖凝胶分析扩增产物，扩增产物大小见表3-2-1。

4. 凝胶回收

若对结果存在疑虑，则需要将条带回收测序后验证。

参考文献

［1］ Wang H Y, Takasaki T, Fu S H, et al. Molecular epidemiological analysis of Japanese encephalitis virus（JEV）in China ［J］. J Gen Virol, 2007, 88：885-894.

［2］ Wang L H, Fu S H, Wang H Y, et al. Japanese eneephalitis out break，Yuncheng, China, 2006 ［J］. Emerg Lnfeet Dis, 2007, 13：1123-1125.

（王环宇　李国明　邹文菁）

第三章　肠道病毒

第一节　基本特征

一、病原学特征

肠道病毒属于 RNA 病毒类的微小核糖核酸病毒科（Picornaviridae），常见的肠道病毒包括脊髓灰质病毒（Polivirus）、柯萨奇病毒（Coxsackie virus）、埃可病毒（enteric cytopathic human orphan，Echo virus），以及 1968 年以来新发现的肠道病毒 68 ～ 72 型（从 68 型开始新鉴定发现的病毒统称为肠道病毒，而 72 型被重新命名为甲型肝炎病毒）[1]。肠道病毒基因组是一条正义单链 RNA，大小约为 7 500 个核苷酸，主要由 5′-非编码区、编码区 P1 ～ P3、3′-非编码区及多聚腺苷酸尾组成，P1 ～ P3 编码区分别编码病毒结构蛋白 VP1，VP2，VP3，VP4 及非结构蛋白区 2A，2B，2C，3A，3B，3C 和 3D。人肠道病毒感染是病毒性脑炎最重要的病因之一。非脊髓灰质炎肠道病毒（non-poliomyelitis enteroo viruses，NPEV）是除脊髓灰质炎病毒外所有 HEV 的总称，研究表明 NPEV 是引起无菌性脑膜炎的主要病原体之一[2]。

二、临床表现

肠道病毒首先在肠道或呼吸道里复制，一旦它进入血液，就可以引起局部或全身感染并导致多种疾病。肠道病毒引起的临床表现复杂而多样，同型病毒可导致不同的临床表现，不同型的病毒可引起相似的临床表现。大多数的肠道病毒感染为无症状或表现轻微，最常见的是伴有发热的非特异性疾病。其他表现包括头痛、皮疹、疱疹性咽峡炎、急性呼吸道疾病、结膜炎、无菌性脑膜炎、脑炎、心肌炎、心包炎，以及近年来在我国引起广泛关注的手足口病等。随着体内抗体的产生，大多数症状都会缓解消失，多数肠道病毒的感染具有自限性，致病性不强。NPEV 感染在多数情况下不会有明显的临床症状，但某些型别的 NPEV（如 CVA16，2，5，9；ECHO 30，4，9；EV70，71）有时也会引起比较严重的疾病，如无菌性脑膜炎和脑炎等多种神经系统相关的疾病，甚至死亡。研究表明，NPEV 是目前引起无菌性脑膜炎爆发流行的主要病原[3]。

三、流行病学特征

肠道病毒感染的流行病学特点为：一是广泛分布于世界各地，人类是其唯一的自然宿主；二是具有季节性，夏秋季为其流行季节，常在温暖季节 5—10 月流行，热带和亚热带地区可以一年四季流行[4]，如果日平均气温高于 24 ℃，肠道病毒感染的概率可能会增加[5]；三是小儿感染多发，尤其以 5 岁以下婴幼儿为主，并且男性多于女性[6]；四是肠道病毒的感染能在家庭或集体儿童中迅速传播，具有散发性也有流行性；五是隐性感染普遍，可存在于健康人的肠道或咽部；六是肠道病毒潜伏期为 5 ～ 10 天，传染性最大是在 1 ～ 2 周内，最主要的传染源是人，传播途径主要为消化道，早期也可通过呼吸道传播，间接经手、衣物等进行的传播也不可忽视；七是同型病毒有较持久的免疫力。

关于肠道病毒感染的研究，世界上大部分地区均有报道。据美国 CDC 统计，美国每年有 1 000～1 500 万人发生肠道感染，其中由于肠道病毒感染引起的脑膜炎达 7 万人之多，占无菌性脑膜炎发病总数的 80% 以上[7]。20 世纪 90 年代以来，东南亚及中国部分地区由肠道病毒感染导致的无菌性脑膜炎、脑炎和手足口病等比较流行。1997 年马来西亚发生了主要由 EV71 引起的手足口病流行，4—8 月共有 2 628 例发病，住院 889 例，39 例有中枢神经系统症状，仅 4—6 月就有 29 例死亡病倒。1998 年 EV71 感染在我国台湾引发大量手足口病和疱疹性咽峡炎，出现较严重症状 405 例，死亡 78 例中 71 人的年龄在 5 岁左右[8]。

我国关于无菌性脑膜炎的报道在 20 世纪 90 年代中后期明显增加。1995 年以后，在上海、北京、广西，尤其在山东省和部分东北地区发生较大规模的爆发流行。近年来，中国不少地区也相继出现由肠道病毒导致的脑膜炎爆发，如 1995 年山东枣庄、2001 年江苏徐州和 2002 年江苏扬州等地的无菌性脑膜炎流行等[8]。1995 年 5—6 月，山东省枣庄累计发病 422 例，死亡 25 例（占 5.9%）；1995 年 5—7 月山东省聊城累计发病 283 例，死亡 4 例（占 1.4%）；1995 年 5—9 月中旬山东省接到报告，临床诊断为病毒性脑炎患者 1 875 例，死亡 57 例，病死率为 3.09%。

2003 年，江苏省盐城市发生大范围的无菌性脑膜炎爆发。经脑脊液病毒分离培养，确定病原为 Echo 30 型病毒，而非近年国内报道的柯萨奇 B 组病毒[9]。而在 2006 年江苏省连云港市也发生了由 Echo 30 引起的脑膜炎的暴发流行，与 2003 年江苏省盐城和 2003 年东省章丘无菌性脑膜炎暴发的病原体相同[10]。

2009 年，宁夏某县也发生了无菌性脑膜炎暴发疫情。通过病原学检测确定为 Echo 9 型所致的病毒性脑膜炎流行，此次流行以散发为主[11]。

引起无菌性脑膜炎的肠道病毒在时间和空间分布上也有特点。某些血清型的病毒具有地方性，在某个固定的地理环境中常年存在，仅发生少许或渐进性的抗原改变，所致疾病的发病高峰一般在每年的夏季；而有些血清型则引起周期性的爆发流行，只在流行期间能大量检出病毒，平时却很少检测到。目前，国内分离到的病毒性脑膜炎病原体主要是柯萨奇 B2，B4，B5，A7，A9 和 Echo 30。2001 年徐州市无菌性脑膜炎流行的病原毒株主要是柯萨奇 B5，少数为 Echo 7。可见，NPEV 引起的无菌性脑膜炎已经对大众健康造成了不可忽视的危害。

因为无菌性脑膜炎目前不属于国家法定管理的甲、乙、丙类传染病，基础资料比较缺乏，所以有必要加强监测，了解疫情动态。该病并没有特效的控制手段，只能采取以卫生宣教为主的综合性防制措施。同时，该病 80% 由肠道病毒引起，传播途径主要为粪—口途径和密切接触，易感人群主要为 15 岁以下儿童。因此，应加强学校、幼托机构等公共场所的卫生管理，加强健康教育，培养人们养成良好的饮食卫生习惯，控制肠道病毒引起的病毒性脑膜炎的发生和流行。

参考文献

［1］Rotbart H A. Enteroviral infections of the central nervous system ［J］. Clinical Infect Dis，1995，20（4）：971 – 981.

［2］Pallansch M A, Roos R P. Enteroviruses：polioviruses, coxsackieviruses, echoviruses, and newer enteroviruses ［A］. Philadelphia, PA：Lippincott Williams & Wilkins, 2007.

［3］席林华，刘培宁. 肠道病毒感染的季节和年龄分布特征及其与气象条件的分析 ［J］. 气象科学，2001，21（3）：374 – 378.

［4］Wang Y C, Cheng H B, Chen H H, et al. Circulating viruses associated with severe complicated enterovirus infection in Taiwan：a multi – year analysis ［J］. Pediatr Infect Dis J, 2010, 29（4）：334 – 339.

［5］Rotbart H A, George H, Mccracken JR, et al. Clinical significance of enteroviruses in serious summer febrile illnesses of children ［J］. Pediatr Infect Dis J, 1999, 18（10）：869 – 874.

［6］Centers for Disease Control and Prevention（CDC. Outbreaks of aseptic meningitis associated with echoviruses 9 and 30 and preliminary surveillance reports on enterovirus activity – United States, 2003 ［J］. Morb Mortal Wkly Rep, 2003, 52（32）：761.

［7］汪华. 关于肠道病毒感染的几个问题探讨 ［J］. 中华流行病学杂志，2002，23（1）：17 – 19.

［8］姜仁杰，陈胤忠，赵雅男，等. Echo30 型病毒性脑膜炎爆发的流行病学调查 ［J］. 疾病控制杂志，2005，9（6）：616 – 619.

［9］朱磷扬，张廷禄，朱凤东，等. 连云港市一起 ECHO30 病毒性脑膜炎爆发流行病学调查 ［J］. 疾病监测，2007，22（6）：170 – 171.

［10］马芳，李明星，李丽，等. 宁夏一起埃可病毒 9 型病毒性脑膜炎暴发疫情的流行病学分析 ［J］. 宁夏医科大学学报，2011，33（1）：44 – 47.

［11］赵雅男，姜庆五. 非脊髓灰质炎肠道病毒与无菌性脑膜炎研究进展 ［J］. 中国公共卫生，2004，20（9）：1130 – 1132.

（邬开朗　江永忠　占建波）

第二节　检 测 技 术

一、肠道病毒的分离

（一）病毒的分离

（1）将粪便标本的半量（2.5～4.0 g）放入含有小玻璃珠的 50 mL 耐三氯甲烷的塑料离心管（带盖）中，加含有 1/10 三氯甲烷的 pH 值为 7.0 的磷酸缓冲液或 1/10 三氯甲烷的 Hank's 液，拧紧盖子后用力振荡 20 min，制成 20% 的粪便悬液。

（2）粪便悬液以 3 000 r/min 离心 30 min，无菌法吸出不含三氯甲烷的上清液层，供接种细胞，余下保存于 -20 ℃以下备用。

（3）将标本上清液接种到生长良好的单层 Hep - 2 细胞和 RD 细胞管，每种细胞至少接种 2 管，每管加 0.1 mL 上清液，并加入 0.9 mL 含 2% 牛血清的 Eagle's 液（pH = 7.2，内含青霉素 100 U/mL，链霉素 100 g/mL），另留 2 管细胞作正常对照（只加 1 mL 2% 牛血清的 Eagle's 液）。

（4）试管置于 36～37 ℃孵箱内倾斜静置培养。

（5）每天在显微镜下观察试管中的细胞病变，至少观察 7～10 天，当出现"＋＋＋～＋＋＋＋"时（即 75%～100% 病变时）将该管冻存于 -20 ℃以下留作病毒定型和型内鉴别用。

（6）如经 7～10 天培养未出现细胞病变，则将细胞冻融 3 次，取其上清液 0.1 mL 再接种到同样的细胞管，进行盲目传代（接种和培养方法同第 1 代），逐日观察细胞病变，如有细胞病变则冻存备用 10 天，仍无细胞病变则作为病毒分离阴性。

（二）病毒的鉴定和定型

详见肠道病毒核酸检测。

二、肠道病毒的血清学检测

（一）病毒中和实验

病毒中和实验是以测定病毒的感染力为基础，以比较病毒受免疫血清中和后的残存感染力为依据，来判定免疫血清中和病毒的能力。病毒中和实验通常作为病毒的血清学诊断方法，用来检测患者血清中和抗体的存在及其水平。因此，病毒中和实验也通常用来作为人肠道病毒感染诊断方法。目前，最常用的中和实验方法是微量板法测定抗体滴度，该方法结果精确且具有型特异性。

通常在肠道病毒中和实验中，通过测定急性期血清与恢复期血清（或脑脊液）中和抗体滴度，并比较它们的抗体滴度水平，判定患者是否感染病毒。如抗体滴度有 4 倍以上增高，即可表明患者感染肠道病毒。但有时不明显的肠道病毒感染（隐性感染）

也很常见，所以在评估检测结果时一定要慎重。

在中和实验中，通常要使用人肠道病毒参考毒株，即原型株；有时也同时（或单独）使用临床分离株，这有助于获得更准确的检测结果。同时，也要使用对肠道病毒敏感的细胞，如 RD 和 HEp - 2 细胞。实验中的待检血清和用来滴定的病毒悬液必须用病毒（血清）稀释液（也可用维持液代替）稀释。此外，若使用临床分离株，对获得更准确的检测结果将极有帮助，但前提是要事先测定分离株的滴度（100 $CCID_{50}$/0.05 mL）。

病毒感染敏感靶细胞后，引起细胞形态学发生变化，出现致细胞病变效应（cytopathic effect，CPE），特异性中和抗体与病毒结合后，可使病毒颗粒失去感染性，从而抑制 CPE 的出现。

1. 试剂配制

（1）血清处理液（A 液）：以 100 mL 为例。

MEM	85 mL
3%L - 谷氨酰胺	1 mL
7.5%碳酸氢钠	2 mL
胎牛血清	2 mL
青霉素、链霉素（各 10 000 U/ mL）	10 mL

（2）细胞营养液（B 液）：以 100 mL 为例。

MEM	85 mL
3%L - 谷氨酰胺	1 mL
7.5%碳酸氢钠	2 mL
HEPES	1 mL
胎牛血清	10 mL
青霉素、链霉素（各 10 000 U/ mL）	1 mL

（3）病毒（血清）稀释液（C 液）：以 100 mL 为例。

MEM	93 mL
3%L - 谷氨酰胺	1 mL
7.5%碳酸氢钠	2 mL
HEPES	1 mL
胎牛血清	2 mL
青霉素、链霉素（各 10 000 U/ mL）	1 mL

2. 攻击病毒 $CCID_{50}$ 滴定和滴度梯度制备

（1）将增殖后的病毒悬液冻融 3 次，然后在 4 ℃条件下 12 000 r/min 离心 10 min，取上清液分装于 2 支冻存管中，每管 1.5 mL，一般每管应在一次实验中用完，有剩余部分应废弃。

（2）用 Eagle 液对病毒悬液进行 10 倍系列稀释（$10^{-1} \sim 10^{-8}$），将各稀释度病毒液分别加入到细胞板内，每孔 50 μL，每稀释度加 4 孔。

（3）同时设细胞对照（50 μL 稀释液 + 50 μL 细胞悬液），36 ℃培养 7 天，观察细胞病变。

（4）按 Behrens-Kärber 公式计算出分离病毒株的 $CCID_{50}$。Behrens-Kärber 公式为 $logCCID_{50} = L - d (S - 0.5)$，其中：$L =$ 实验中使用的最低稀释度的 log 值；$d =$ 稀释梯度的 log 值；$S =$ 终判时阳性部分的总和（即出现 CPE 的细胞孔所占的比例之和）。

（5）正式实验前应先滴定攻击病毒 2～3 次，取其平均值，求出每 0.05 mL 病毒悬液中含 100 $CCID_{50}$ 的病毒载量。

（6）按照计算好的稀释比例配制攻击病毒，求出实验所需的病毒总量（即 100 $CCID_{50}$/0.05 mL）。

（7）取 3 支小试管，每支加病毒稀释液（液体配制中的 C 液）0.9 mL。

（8）用带滤芯的吸头吸取 0.1 mL 稀释好的攻击病毒液（即 10 $CCID_{50}$/0.05 mL）到第一支小试管中，换另一支吸头，轻轻吹吸，混匀，按照此方法依次稀释至 1 $CCID_{50}$/0.05 mL 和 0.1 $CCID_{50}$/0.05 mL。

3. 稀释血清

（1）于患者发病 1～3 天内采集急性期血清，发病后 2～4 周采集恢复期血清，于 -20 ℃ 下冻存备检。

（2）取无菌小试管若干支（每份血清使用一支）置于试管架上，每管加 A 液 0.3 mL，加待测血清 0.1 mL，盖紧塞子，震摇混匀，放入 4 ℃ 冰箱过夜，即为 1:4 稀释血清。次日于 56 ℃ 灭活 30 min。

（3）打开独立无菌包装 48 孔组织培养板，纵向使用，每孔加 C 液 0.3 mL，每份血清使用一排，每排 4 孔。使用微量移液器吸取处理过的血清 0.1 mL 加入第一孔（即为 1:16），从第一孔吹吸 8～10 次，吸 0.1 mL 加入第二孔（即为 1:64），依次至 1:1 024，血清稀释的过程中不必换吸头。即每份血清标本进行 4 倍倍比稀释，即 1:4，1:16，1:64，1:256、1:1 024。

（4）每份血清标本的每个稀释度都要平行做两孔。

4. 病毒中和抗体测定的操作步骤

（1）取一块 96 孔板横向使用，每块板可以做 8 份（4 对）待测血清。A1～A2 孔（B1～B2，C1～C2，D1～D2，E1～E2，F1～F2，G1～G2，H1～H2）中每孔加入 1:1 024 稀释度的待测血清 0.05 mL；A3～A4 孔（B3～B4，C3～C4，D3～D4，E3～E4，F3～F4，G3～G4，H3～H4）中每孔加入 1:256 稀释度的待测血清 0.05 mL；A5～A6 孔（B5～B6，C5～C6，D5～D6，E5～E6，F5～F6，G5～G6，H5～H6）中每孔加入 1:64 稀释度的待测血清 0.05 mL；A7～A8 孔（B7～B8，C7～C8，D7～D8，E7～E8，F7～F8，G17～G8，H7～H8）中每孔加入 1:16 稀释度的待测血清 0.05 mL；A9～A10 孔（B9～B10，C9～C10，D9～D10，E9～E10，F9～F10，G9～G10，H9～H10）中每孔加入 1:4 稀释度的待测血清 0.05 mL；A11～A12 孔（B11～B12，C11～C12，D11～D12，E11～E12，F11～F12，G11～G12，H11～H12）为每份待测血清对照孔，每孔中补加稀释液 0.05 mL。

（2）以上各孔中分别加入病毒稀释液 0.05 mL（病毒滴度事先已经稀释为 100 $CCID_{50}$/0.05 mL）。

（3）盖好盖子后用微量板混匀器混匀，放入 36 ℃ CO_2 孵箱中孵育 2 h。

（4）另取一块 96 孔板纵向使用，做 100 $CCID_{50}$/0.05 mL 病毒滴度的核实（每次实验都必须做）。每孔先加病毒稀释液（C 液）0.05 mL，然后从 0.1 $CCID_{50}$/0.05 mL 加起，每孔 0.05 mL，每个稀释度 8 孔，一直加至 100 $CCID_{50}$/0.05 mL；同时留出 4 孔作为细胞对照孔，每孔加入 0.1 mL 病毒稀释液，然后放入 4 ℃ 冰箱中暂存。

（5）在孵育期间，用消化液消化细胞，准备细胞悬液，细胞悬液的浓度为 2×10^5 个/mL，每块 96 孔板至少需要准备 10 mL。

（6）孵育结束后每个待测血清孔、血清对照孔（待检标本板）、病毒回滴孔和细胞对照孔（病毒回滴板）分别加入 0.1 mL 细胞悬液，然后用微量板混匀器混匀，放入 36 ℃ CO_2 孵箱中孵育培养。

（7）使用倒置显微镜每天观察 CPE 情况，并记录病毒滴定结果，以不产生细胞病变的血清最高稀释度的倒数为终点效价。当 100 $CCID_{50}$/0.05 mL 的病毒对照孔出现完全病变时判定最终结果（约 5～7 天）。

注意：如果病毒对照结果（病毒回滴）不在（32～320）$CCID_{50}$/0.05 mL 的范围内则实验无效，就要重复实验。

5. 结果判定

当最高稀释度血清的 2 孔中有 1 孔出现细胞病变，另一孔不出现细胞病变时，该稀释度的倒数即计为该血清标本的中和抗体效价；当高稀释度 2 孔完全病变时，相邻低稀释度 2 孔完全不病变，则两者平均稀释度的倒数即为该血清标本的中和抗体效价；当两个相邻稀释度血清均出现 1 孔细胞病变，另 1 孔不出现细胞病变时，则两者平均稀释度的倒数即为该血清标本的中和抗体效价。

（二）肠道病毒血清 ELISA 检测

具体操作方法和流程参照应商业化试剂盒说明书进行。

三、核酸检测

（一）肠道病毒（EV71 和 CoxA16）RT－PCR 检测引物（见表 3－3－1）

表 3－3－1　肠道病毒（EV71 和 CoxA16）RT－PCR 检测引物

检测类型	引物名称	引物序列（5′→3′）	扩增片段大小（bp）
肠道病毒通用	PE2	TCCGGCCCCTGAATGCGGCTAATCC	116
	PE1	ACACGGACACCCAAAGTAGTCGGTCC	
EV71	EV71－S	GCAGCCCAAAAGAACTTCAC	226
	EV71－A	ATTTCAGCAGCT TGGAGTGC	
CoxA16	CoxA16－S	ATTGGTGCTCCCACTACAGC	208
	CoxA16－A	TCAGTGTTGGCAGCTGTAGG	

（二）RT-PCR 检测

1. 实验设计

整个 RT-PCR 反应包括检测标本 RNA、质控参数。质控参数应含阴性对照为无菌水（标本 RNA 提取时，跟标本同时提取无菌水）；阳性对照为已知肠道病毒（EV71 和 CoxA16）的 RNA。

2. 反应体系（见表 3-3-2）

表 3-3-2　肠道病毒 RT-PCR 反应体系（25 μL）

体系组分	体积（μL）
ddH$_2$O（RNase Free）	11.0
5 × OneStep RT-PCR 反应缓冲液	5.0
dNTPs（每种 dNTP 为 10 mmol/L）	1.0
引物 1（10 μmol/L）	1.0
引物 2（10 μmol/L）	1.0
OneStep RT-PCR Enzyme Mix	1.0
模板 RNA	5.0

3. 反应条件

将上述加好模板的反应管混匀，瞬时离心后放入 PCR 扩增仪进行 RT-PCR 扩增，扩增条件见表 3-3-3。

表 3-3-3　肠道病毒 RT-PCR 扩增反应条件

反应步骤	反应温度	反应时间	循环数
1	42 ℃	45 min	1
2	95 ℃	3 min	1
3	95 ℃	30 s	
4	50 ℃	30 s	从第 5 步返回第 3 步，循环 32 次
5	72 ℃	40 s	
6	72 ℃	10 min	1
7	4 ℃	∞	1

4. 产物检测

RT-PCR 扩增完成后，用 2% 的琼脂糖凝胶分析扩增产物，扩增产物大小见表 3-3-1。

5. 结果判定

在整个 RT-PCR 反应系统中，如果阴阳性对照均正常的条件下，各引物对及扩增结果所代表意义见表 3-3-4。

表 3 -3 -4 肠道病毒 RT - PCR 结果解释

待检标本 RT - PCR 结果	鉴定结果
所有引物(-)	非肠道病毒(NEV)
EV(+), EV71(-), CA16(-)	非 EV71, CA16 的其他肠道病毒
EV(+), EV71(+), CA16(-)	EV71
EV(+), EV71(-), CA16(+)	CA16

参考文献

[1] Cui A L, Xu C P, Tan X J, et al. The Development and application of the two real-time RT-PCR assays to detect the pathogen of HFMD [J]. Plos One, 2013, 8 (4): e61451.

(许文波 姚勇 崔爱利 祝双利 李静)

第四章　腮腺炎病毒

第一节　基本特征

一、病原学特征

流行性腮腺炎病毒（mumps virus）是流行性腮腺炎的病原体，能引起腮腺、舌下腺、颌下腺等腺体肿大，引起头痛、发烧等多种症状，还易引起男性睾丸肿胀。这个疾病首次由希波克拉底在公元前五世纪提出，但是直到 19 世纪 30 年代才由 Johnson 和 Goodpasture 描述了该病毒的病原学特征[1]。

该病毒属于副黏病毒科副黏病毒属，具有副黏病毒的典型特征：病毒为球形，核衣壳呈螺旋对称，有包膜。包膜上有血凝素 - 神经氨酸酶刺突（HN）和融合因子刺突（F）。基因组为不分节段的负义单链 RNA，大小为 15.3 kb。

MuV 的基因组包含 7 个连续的转录单元，其基因组顺序是：3′ - N - NS1/P - M - F - SH - HN - L - 5′。MuV 的主要结构蛋白有核壳蛋白（N）、磷蛋白（P）、基质蛋白（M）、F 蛋白、HN 蛋白和大 L 蛋白，其中 HN 蛋白和 F 蛋白为病毒膜表面的糖蛋白[2]。病毒在感染细胞中还编码两种非结构蛋白 NS1 和 NS2，它们与 NS1/P 基因的转录有关[3-4]。另外，还有一个叫作 SH 的蛋白，它代表一种小分子疏水蛋白的基因。

MuV 仅有一个血清型，通过补体结合实验可查出两种抗原。一种是与病毒颗粒密切结合的病毒颗粒抗原，称为 V 抗原；另一种是可溶性抗原，称为 S 抗原。实验证明，HN 蛋白是 V 抗原，N 蛋白是 S 抗原。

二、临床表现

MuV 是通过受感染的飞沫和分泌物经呼吸道吸入或者与口腔的接触而传播的。其初始感染位点是上呼吸道，然后将病毒传播到区域性的淋巴结[5-7]。MuV 的潜伏期是 2～4 周，大约有 1/3～1/2 的患者在感染 MuV 后表现为无疾病症状[8-10]或者是只有轻微的呼吸症状，有时会伴有发热。MuV 具有高度的嗜神经性，有研究通过鉴定腮腺炎患者脑脊液量发现一半以上的患者脑脊液增多，从而导致腮腺炎性脑积水，证明了中枢神经系统可以遭受 MuV 病毒的感染[11-12]，其最主要的病理特点为大脑导水管的堵塞与外侧和第三脑室的膨胀[13-14]。另有研究者通过将病毒感染啮齿类动物后，发现 MuV 病毒可以通过脉络丛进入脑脊液，或者可能在病毒血症期间通过感染单核细胞进入脑脊液中，脑脊液中可以检测到病原体。病毒还可以渗透到脑实质，并且可以在大脑皮层和海马组织中感染椎体细胞[15]、室管膜上皮细胞等其他脑实质细胞，引起脑膜脑炎。在 MuV 感染的病例中有 4% 的患者会出现耳聋症状，患者大多为单侧感觉神经性耳聋的儿童[16-17]。此外，其他一些神经系统并发症还包括小脑性共济失调、横惯性脊髓炎、脊髓灰质炎等[18-22]。

三、流行病学特征

尽管 MuV 的流行和爆发无明显的季节性和地域性，且不受气候等因素的影响，但是冬春季的发患者数要多于夏季。MuV 的流行仅限于人类，被感染者携带的病毒是唯一的传染源，儿童、青少年为易感人群。病毒传播途径主要为接触患者的唾液、唾液污染的食品和物品及空气、飞沫等。感染者中 30% 无明显的临床症状，即亚临床感染，其排毒时间与出现临床症状患者一样，由此为该病的控制带来许多困难。患者感染 MuV 后可获得终生免疫，但也有个别抗体水平较低的人出现病毒的二次感染。

在病毒的基因组中，SH 基因的变异程度是最大的，因此一般选用 SH 基因作为分型依据。到目前为止，已发现了 MuV 的 12 个基因型，分别命名为 A～L 基因型。其中 A 基因型与 B～L 基因型之间的差异要远大于 B～L 基因型之间的差异。不同基因型的分布具有地域性，其中 C～E，G，H 基因型主要出现在西半球，而 B，F，I，L 基因型主要出现在亚洲。欧洲各国流行的病毒以 A，C，D 基因型为主，但英国近年分离到的病毒却为 G 型及 H 型。1995—1996 年，在中国新疆、兰州、上海及俄罗斯的西伯利亚分离到的病毒为 F 型，日本流行的病毒一直稳定为 B 基因型。中国的 MuV 主要流行株为 F 基因型，由 Wu 等对在上海、兰州 1995—1996 年所获得的 5 个 MuV 的 F 型病毒流行株的 SH 基因分析所确定。这 5 个流行株之间的 SH 基因差异为 0.8%～4.5%，而与其他基因型的差异大于 11%。研究表明，在同一地域的不同时期可能有不同基因型的 MuV 在流行，在一个国家或地区可能同时有不同的基因型的 MuV 流行。

流行病学数据还表明，某些毒株和基因型或基因型内某一组病毒具有神经毒性。近年来，有研究调查了不同 MuV 的神经毒性，发现 C，D，G，H，I，J 基因型具有明确的神经毒性。目前各种研究均无法从基因序列上来确定病毒的神经毒性强弱。有人认为病毒神经毒性的强弱或改变可能是一个复杂的多因素影响的现象，无法简单地用一个或数个位点的变化来解释整个病毒神经毒性的改变。虽然目前还无流行病学证据证明在不同的基因型或毒株之间出现抗原交叉性降低现象。但有数据表明，连续的进化和基因型的再分布在理论上可能导致神经毒力增强或交叉中和能力降低的毒株出现。

参考文献

[1] Johnson C D, Goodpasture E W. An Investigation of the etiology of mumps [J]. J Exp Med, 1934, 59: 1-19.

［2］ Elango N, Varsanyi T M, Kovamees J, et al. Molecular cloning and characterization of six genes, determination of gene order and intergenic sequences and leader sequence of mumps virus ［J］. J Gen Virol, 1988, 69 (Pt 11): 2893 – 2900.

［3］ Elliott G D, Yeo R P, Afzal M A, et al. Strain – variable editing during transcription of the *P* gene of mumps virus may lead to the generation of non – structural proteins NS1 (V) and NS2 ［J］. J Gen Virol, 1990, 71 (Pt 7): 1555 – 1560.

［4］ Rubin S, Eckhaus M, Rennick L J, et al. Molecular biology, pathogenesis and pathology of mumps virus ［J］. J Pathol, 2015, 235: 242 – 252.

［5］ Kilham L. Isolation of mumps virus from the blood of a patient ［J］. Proc Soc Exp Biol Med, 1948, 69: 99.

［6］ Overman J R. Viremia in human mumps virus infections ［J］. AMA Arch Intern Med, 1958, 102: 354 – 356.

［7］ Mishra B, Pujhari S K, Dhiman V, et al. Genotyping and subtyping of mumps virus isolates from the Indian subcontinent ［J］. Arch Virol, 2013, 158: 2359 – 2363.

［8］ Reed D, Brown G, Merrick R, et al. A mumps epidemic on St. George Island, Alaska ［J］. JAMA, 1967, 199: 113 – 117.

［9］ Philip R N, Reinhard K R, Lackman D B. Observations on a mumps epidemic in a "virgin" population. 1958 ［J］. Am J Epidemiol, 1995, 142: 233 – 253; discussion 231 – 232.

［10］ Falk W A, Buchan K, Dow M, et al. The epidemiology of mumps in southern Alberta 1980 – 1982 ［J］. Am J Epidemiol, 1989, 130: 736 – 749.

［11］ Gruner E H. Central nervous system involvement and significance of serological studies in mumps infection ［J］. Monatsschr Kinderheilkd, 1953, 101: 256 – 258.

［12］ Bruyn H B, Sexton H M, Brainerd H D. Mumps meningoencephalitis: a clinical review of 119 cases with one death ［J］. Calif Med, 1957, 86: 153 – 160.

［13］ Timmons G D, Johnson K P. Aqueductal stenosis and hydrocephalus after mumps encephalitis ［J］. N Engl J Med, 1970, 283: 1505 – 1507.

［14］ Tastan Y, Cam H, Yilmaz I, et al. Reversible acute tetraventricular hydrocephalus complicating possible mumps meningoencephalitis ［J］. Pediatr Int, 2007, 49: 100 – 102.

［15］ Takano T, Mekata Y, Yamano T, et al. Early ependymal changes in experimental hydrocephalus after mumps virus inoculation in hamsters ［J］. Acta Neuropathol, 1993, 85: 521 – 525.

［16］ Kirk M. Sensorineural hearing loss and mumps ［J］. Br J Audiol, 1987, 21: 227 – 228.

［17］ Hashimoto H, Fujioka M, Kinumaki H. An office – based prospective study of deafness in mumps ［J］. Pediatr Infect Dis J, 2009, 28: 173 – 175.

［18］ Chaudary S, Jaski B E. Fulminant mumps myocarditis ［J］. Ann Intern Med, 1989,

110：569 - 570.

[19] Nussinovitch M, Prais D, Volovitz B, et al. Post - infectious acute cerebellar ataxia in children [J]. Clin Pediatr (Phila), 2003, 42：581 - 584.

[20] Singh K, Sodhi P K. Mumps - induced corneal endotheliitis [J]. Cornea, 2004, 23：400 - 402.

[21] Ando K, Ishihara M, Kusumoto Y, et al. A case of corneal endotheliitis with mumps virus RNA in aqueous humor detected by rt - PCR [J]. Ocul Immunol Inflamm, 2013, 21：150 - 152.

[22] Brent A J, Hull R, Jeffery K J, et al. Acute cholecystitis complicating mumps [J]. Clin Infect Dis, 2006, 42：302 - 303.

（张祺 刘芳）

第二节 检 测 技 术

一、病毒的分离

（一）80%～90% 成片 Vero 细胞的准备

以选取 T25 细胞瓶为例。

（1）用 40 × 物镜观察细胞生长状态。

（2）轻轻倒出细胞生长液，用 10 mL 的无菌移液管吸取 6 mL Hank's 液清洗细胞，清洗 3 次。

（二）细胞培养瓶的接种

（1）用无菌的移液管将清洗细胞的 Hank's 液从细胞培养瓶中移出。

（2）用无菌的移液管吸取适量临床标本置于细胞培养瓶中，温和摇动数次。

（3）然后放入 37 ℃，5% CO_2 培养箱中吸附 1 h。

（4）吸出接种物，用 10 mL 的无菌移液管吸取 6 mL Hank's 液清洗细胞清洗 2 次。然后加入 6 mL 病毒生长液于细胞培养瓶中。

（5）置于 37 ℃培养箱培养。

（6）每日观察细胞病变情况。细胞病变的特征是细胞圆缩，细胞间隙增大，细胞核固缩或破裂，严重时细胞部分或全部脱落。

（三）细胞培养物的收获

当 75%～100% 细胞出现病变时进行收获，收获之前将细胞放于 - 70 ℃冰箱冻融 1～2 次，以提高收获标本的病毒滴度。即使无细胞病变也应该于接种后第 7 天收获。收获病毒液时，先温和摇动细胞瓶数次，然后用 10 mL 的无菌移液管吸取病毒液置于 15 mL 无菌离心管中，混匀病毒。收获的病毒液可以立即进行后续实验，或冻于 - 70 ℃冰箱待以后实验使用。

二、血清学检测

腮腺炎病毒 IgM 试剂盒可通过检测患者血清中腮腺炎病毒的特异性 IgM 抗体对其进行早期诊断；腮腺炎病毒 IgG 试剂盒可通过检测人血清中腮腺炎病毒的特异性 IgM 抗体进行水平测定，人群抗体阳性率测定、疫苗的免疫效果评价及腮腺炎患者的诊断。具体操作规程参照试剂盒说明书进行。

三、核酸检测

（一）RT-PCR 检测

1. 病毒核酸提取

病毒核酸的提取请参考前文所述。

2. 引物序列（见表 3-4-1）

表 3-4-1　腮腺炎病毒 RT-PCR 检测引物序列

引物名称	引物序列（5'→3'）	扩增片段大小（bp）
MV1	CCTGCATTGGAGGAATCAGAT	356
MV2	AGTGATTTACTCCCAGTC	

3. RT-PCR 检测程序

（1）实验设计。整个 RT-PCR 反应应包括检测模板 RNA、质控参数。质控参数应含阴性对照：无菌水（标本 RNA 提取时，同时提取无菌水）；阳性对照：已知型别的腮腺炎病毒的 RNA。

（2）RT-PCR 反应体系见表 3-4-2。

表 3-4-2　腮腺炎病毒 RT-PCR 扩增反应体系（25 μL）

体系组分	体积（μL）
ddH$_2$O（RNase Free）	11
5×OneStep RT-PCR 反应缓冲液	5
dNTPs（每种 dNTP 为 10 mmol/L）	1
引物 1（10 μmol/L）	1
引物 2（10 μmol/L）	1
One Step RT-PCR Enzyme Mix	1
模板 RNA	5

（3）RT-PCR 反应。将上述加好模板的反应管混匀，瞬时离心后放入 PCR 扩增仪进行 RT-PCR 扩增，反应条件见表 3-4-3。

表 3 - 4 - 3　腮腺炎病毒 RT - PCR 检测反应条件

反应步骤	反应温度	反应时间	循环数
1	60 ℃	1 min	1
2	42 ℃	10 min	1
3	50 ℃	30 min	1
4	95 ℃	15 min	1
5	94 ℃	30 s	
6	52 ℃	45 s	从第 7 步返回第 5 步，循环 35 次
7	72 ℃	30 s	
8	72 ℃	10 min	1
9	4 ℃	∞	1

（4）RT - PCR 产物检测。RT - PCR 扩增完成后，通过琼脂糖凝胶电泳检测扩增产物。

4. RT - PCR 检测结果判定

在整个 RT - PCR 反应系统中，如果阴性对照无条带，阳性对照出现目标大小的特异性条带，检测标本也出现同样特异性条带，即可判定检测标本为阳性。

此法可对早期病例腮腺炎病毒进行检测，基因扩增产物可进一步进行序列测定和分析，序列测定还可以对腮腺炎病毒的变异情况进行研究。

（二）荧光定量 PCR 检测

1. 引物与探针（见表 3 - 4 - 4）

3 - 4 - 4　腮腺炎病毒荧光定量 PCR 检测引物及探针序列

目的基因	引物及探针名称	序列（5′→3′）	扩增片段大小（bp）
腮腺炎病毒 N 基因	MuN - 687F	GTATGACAGCGTACGACCAACCT	
	MuN - 668R	GCGACCTTGCTGCTGGTATT	71
	MuN - 622P	FAM - CCGGGTCTGCTGATCGGCGAT - BHQ	
内部对照品 RNase P 基因	HURNASE - P - F	AGATTTGGACCTGCGAGCG	
	HURNASE - P - R	GAGCGGCTGTCTCCACAAGT	64
	HURNASE - P	FAM - TTCTGACCTGAAGGCTCTGCGCG - BHQ	

2. 反应体系

反应体系共 25 μL（见表 3 - 4 - 5），模板量可根据样本情况自行决定（临床标本通常使用 5 μL 模板量），不足部分以水补足。如选用其他试剂盒，反应体系及条件随之改变。

取出相应试剂，反应液在室温融化后瞬时离心，按 $n + 1$ 配置反应体系扩增病毒 N

基因（$n=$ 样本数 + 1 管阳性对照 + 1 管阴性对照）。另外，按 $n+1$ 再配置 1 个反应体系，用于和病毒 N 基因进行平行扩增，该反应体系中加入了内部对照品 Rnase P 基因的引物、探针，用于监控核酸提取及 PCR 扩增过程，反应体系见表 3 – 4 – 5，扩增体系布局见表 3 – 4 – 6。

表 3 – 4 – 5　腮腺炎病毒荧光定量 RT – PCR 检测反应体系（25 μL）

体系组分	体积（μL）
ddH$_2$O（RNase Free）	5.0
2 × One Step RT – PCR 反应缓冲液	12.5
引物 1（20 μmol/L）	0.6
引物 2（20 μmol/L）	0.6
探针（20 μmol/L）	0.3
25 × RT – PCR Enzyme	1.0
模板 RNA	5.0

表 3 – 4 – 6　腮腺炎病毒荧光定量 RT – PCR 检测反应体系布局

	1	2	3
A	Sample 1	Sample 1	NPC1
B	Sample 2	Sample 2	NPC2
C	Sample 3	Sample 3	NTC
D	Sample 4	Sample 4	NTC
E	Sample 5	Sample 5	
F	Sample 6	Sample 6	
G	Sample 7	Sample 7	
H	Sample 8	Sample 8	

注：NTC—阴性对照，核酸提取时以无菌超纯水代替标本；NPC1—阳性对照，提取好的腮腺炎病毒阳性 RNA；NPC2—阳性对照，内部对照品 RNA。

3. 反应条件（见表 3 – 4 – 7）

表 3 – 4 – 7　腮腺炎病毒荧光定量 RT – PCR 检测反应条件

反应步骤	反应温度	反应时间	循环数
1	50 ℃	30 min	1
2	95 ℃	2 min	1
3	95 ℃	15 s	从第 3 步返回第 2 步，
4	60 ℃	1 min	循环 40 次
读荧光			

4. 结果分析及判定

阈值设定原则以阈值线刚好超过正常阴性对照扩增曲线的最高点，结果显示阴性为准，或可根据仪器噪声情况进行调整。

对于内部对照品 *Rnase P* 基因：所有标本扩增 Ct 值小于 40 表明标本的核酸提取及 PCR 扩增过程完好。

对于腮腺炎病毒 *N* 基因：Ct 值为 UNDETECTED 的标本为阴性；标本 Ct 值不小于 38 的标本为阳性；$38 < Ct \leqslant 40$ 的标本建议重做，重做结果为 UNDETECTED 者为阴性，否则为阳性。

参考文献

[1] 罗菊英，卢亦愚，姚亚萍. RT – PCR 快速监测腮腺炎病毒 [J]. 中国公共卫生，2003，3：95 – 97.

（崔爱利　李国明　江永忠　胡兵）

第五章　单纯疱疹病毒

第一节　基本特征

一、病原学特征

单纯疱疹病毒（herpes simplex virus，HSV）属于疱疹病毒科 a 病毒亚科，病毒质粒大小约 180 nm，是一种嗜神经性的双链 DNA 包膜病毒。HSV 有两个血清型，即 1 型（HSV－1）和 2 型（HSV－2）。这两个血清型的核苷酸序列有 50% 的同源性，型间有共同抗原，也有特异性抗原，可用型特异性单克隆抗体作 ELISA、DNA 限制性酶切图谱分析及 DNA 杂交实验等方法区分型别。HSV－1 最常见的感染部位是口腔和唇，HSV－2 主要通过性传播。HSV－1 最先感染上皮细胞，特别是角质细胞。发动蛋白是一个微管的 GTPase，它介导了 HSV 病毒进入角质细胞。HSV 进入细胞的过程牵涉到内吞作用和直接的质膜融合，这个过程是由发动蛋白介导的并且依赖于胆固醇。值得注意的是，病毒的进入是细胞特异性的，特定的细胞通过低 pH 的内吞作用介导病毒的进入，另外一些细胞通过质膜的融合直接介导病毒的进入[1]。

二、临床表现

感染 HSV－1 者 70% 以上引起口唇及颜面、腰部以上的部位感染，20%～30% 左右引起生殖系统感染，由 HSV－1 型引起的生殖器疱疹（genifal herpes，GH）症状较轻，易于治疗。HSV－1 不仅可引起原发感染，而且可造成潜伏感染和再发。原发感染最常引起口咽部疱疹、疱疹性角膜结膜炎、脑炎和皮肤疱疹性湿疹等。潜伏部位为三叉神经节和颈上神经节。潜伏的病毒可被激活，转为增殖性感染，病毒沿感觉神经纤维轴索下行返回末梢，在局部上皮细胞内增殖，引起局部发性疱疹。HSV－1 的潜伏特征是它会表达一个病毒的 RNA（潜伏相关的转录本），但是没有病毒蛋白的产生。这个潜伏相关的转录本被认为参与了 HSV－1 的潜伏过程，并且也会促进病毒的重激活。在体外，这个潜伏相关的转录本具有抗凋亡作用，这种作用是通过抑制 caspase－3，caspase－8 和 caspase－9 实现的[2]。HSV 可经胎盘或产道传播，引起先天性感染或新生儿感染。感染 HSV－2 者 80% 以上引起生殖系统感染，主要引起腰以下部位感染。病毒潜伏部位为骶神经节。受刺激后潜伏病毒可被激活，引起复发感染，偶尔发生口腔及其周围感染，而且 HSV－2 型感染引起的 GH 复发率远比 HSV－1 型高。患者有 HSV－1 感染时，仍可感染 HSV－2，但先有 HSV－2 感染，再感染 HSV－1 则少见。近年来发现 HSV－1 所致的 GH 正在增加。HSV－2 很少累及口腔[3]。目前公认 HSV 是病毒性脑炎的最常见病因，约占全部脑炎的 10%～20%。单纯疱疹病毒还可显著增加人类免疫缺陷病毒（HIV）的获得率。作为细胞内寄生病毒，HSV 可在人体神经节建立终生潜伏期并可消除宿主的免疫应答，这些都是宿主难以有效清除 HSV 感染的重要因素[4]。

HSV 侵犯神经系统造成的病变有以下特点：①原发性或隐匿性 HSV 感染均可造成单纯疱疹病毒性脑炎，但以隐匿性感染后再激活更常见；②HSV 病变最严重的部位是大脑的颞叶，以出血坏死性病灶为特征；③具有神经系统亲嗜性，激活的病毒可特异性地进入轴索并沿轴索延伸到周围组织。

三、流行病学特征

大部分 HSV 感染者都无症状。实际上，HSV－1 比 HSV－2 更为流行，这可能是由于它们的传播方式不同。HSV－1 主要通过接吻、使用污染了带有病毒唾液的餐具等传播，而 HSV－2 则主要通过性接触或者母婴传播。HSV－1 和 HSV－2 的感染流行因国家、地区和不同的人群而异。在非洲，HSV－1 的感染几乎是普遍的，特别是儿童的感染。相对于非洲，世界上其他地方 HSV－1 的流行率较低。例如，2003 年加拿大安大略省的一项研究中，校正过年龄和性别后，HSV－1 的血清阳性率约为 51%。在澳大利亚，HSV－1 的血清阳性率约为 76%，并且因年龄、性别和土著状态而异。大部分研究表明，HSV－1 的流行率随着年龄的增加而增加，并在 30 岁后达到平台期。在美国，12～19 岁的青少年中，HSV－1 的血清阳性率约为 44%，在 70 岁以上的人群中 HSV－1 的血清阳性率约为 90%。

全球约有 5 亿或者更多的人携带 HSV－2。HSV－2 在撒哈拉以南的非洲最为流行，约有 70% 的女性和 55% 的男性被 HSV－2 感染；HSV－2 在亚洲流行率最低，比如在日本仅有 7% 的人口感染。HSV－2 的血清阳性率在加拿大是 9%，在澳大利亚是 12%，这种阳性率均比相应的 HSV－1 低。此外，根据多方研究，HSV－2 的流行率也随着年龄的增长而增长，并且在女性中的流行率比男性更高，除此之外，在性行为较多的群体中 HSV－2 的流行率也较高。

根据世界卫生组织统计，2003 年全球新发 HSV－2 感染 2 360 万例，并且有超过 20% 发生在撒哈拉以南的非洲。值得注意的是，在这超过 20% 的病例中，年龄在 15～19 周岁的女性占 28%。不像其他通过性接触传播的疾病，HSV－2 是终生感染，因此，它的流行率和发生率在撒哈拉以南的非洲一直很高，占感染 HIV 患者的 90% 以上[5]。

尽管感染 HSV 后无症状，但是 HSV 依然有较高的发病率和致死率，特别是在新生儿和免疫功能不全的个体中。在美国，每 3 200 名新生儿中就有一名被 HSV 感染，抗病毒疗法的使用极大地降低了新生儿在感染 HSV 一年后的死亡率，但是，即便是幸存下来的患儿，其中枢神经系统也受到了 HSV 的影响。严重感染 HSV 的临床表现也在 T 细胞免疫功能不全的个体中出现，比如在器官移植受体或者艾滋患者群。即便是采用抗病毒治疗，HSV 的感染依然能造成肺炎，并且致死率高达 75%。据报道，HSV 的感染也能导致气管支气管炎、食管炎、肝炎和散布感染。

HSV 的感染除了能造成绝对的发病率和致死率，其造成的生殖器疱疹也能增加患 HIV 的风险。在 2006 年的 19 项研究中发现，HSV-2 血清反应阳性的个体比血清反应阴性的个体患 HIV 的风险大大增加。此外，高滴度的 HIV 病毒也在由 HSV-2 感染引起的生殖器损伤中发现，并且 HSV-2 的重激活与血清中更高滴度的 HIV 相关。因此，控制 HSV-2 的传播也对 HIV 的预防有益[6]。

在美国，每年有生殖器疱疹 5 万多例，70 多万孕妇为预防胎儿经产道感染 HSV 而被迫施行剖宫产分娩[3]。在中国，研究者于 2010 年 10 月—2013 年 12 月对东莞市男性高危人群进行 HSV-2 感染的血清流行病学调查，发现男性高危人群总的血清 HSV-2 抗体阳性率为 37.4%（95% CI，29.4%～45.4%）[24]。流行病学调查显示，世界各地 HSV-2 的患病率在显著增加，在发展中国家，HSV-2 的血清流行率大于 40%，我国近几年 HSV-2 的患病率也显著增加。研究者于 2006 年 10 月—2008 年 12 月选取江苏省苏南、苏中、苏北 3 个地区 16 家性病门诊就诊者 116 例，采集生殖器疱液标本，采用聚合酶链反应（PCR）扩增 HSV-1 和 HSV-2 胸苷激酶（thymidine kinase，TK）基因。结果发现 116 例性病就诊者中，HSV-1 感染率为 3.5%，HSV-2 感染率为 31.0%；进化树分析结果发现，苏南地区 HSV-2 流行毒株全部聚集形成 1 个病毒簇；苏中地区流行株除 1 株外，其他也聚集成簇；苏北流行株差异较大，形成大于 4 个独立流行簇，其中 2 株在核酸序列上与苏南株更接近。结论认为：HSV-2 是江苏省生殖器疱疹主要病原体，HSV-2 流行株具有明显的地域特点，并已形成不同地区间传播[8]。研究者调查了广东省惠州市 178 名男性出租车司机 HSV-2 感染流行状况，发现男性出租车司机 HSV-2 抗体阳性率为 40.5%（95% CI，34.6%～46.4%）。结论是男性出租车司机 HSV-2 感染率高[9]。

参考文献

[1] Bigley N J. Complexity of Interferon-gamma Interactions with HSV-1 [J]. Front Immunol, 2014, 5：15.

[2] Himmelein S, et al. Latent HSV-1 does not induce apoptosis in human trigeminal ganglia [J]. J Virol, 2015.

[3] 郑秀峰, 韩金祥. 单纯疱疹病毒研究现状 [J]. 中国麻风皮肤病杂志, 2008 (5)：370-373.

[4] 高建, 陆金春, 黄宇烽. 单纯疱疹病毒疫苗的研究现状 [J]. 中华男科学杂志, 2009 (1)：60-64.

[5] Rajagopal S, et al. Incidence of herpes simplex virus type 2 infections in Africa：a systematic review [J]. Open Forum Infect Dis, 2014, 1 (2)：ofu043.

［6］Chung E，Sen J. The ongoing pursuit of a prophylactic HSV vaccine ［J］. Rev Med Virol，2012，22（5）：285 - 300.

［7］黄远忠，董正蓉，张红，等. 东莞市男性高危人群单纯疱疹病毒 2 型血清流行病学研究 ［J］. 中国实用医药，2015（6）：38 - 39.

［8］夏春祥，刘龙丁，周宏，等. 江苏省单纯疱疹病毒 2 型分子流行病学分析 ［J］. 中国公共卫生，2011（12）：1556 - 1558.

［9］曾月静，解士海. 广东省惠州市男性出租车司机单纯疱疹病毒 - 2 血清流行病学研究 ［J］. 中国中西医结合皮肤性病学杂志，2010（3）：161 - 163.

（张祺　吴建国）

第二节　检 测 技 术

一、单纯疱疹病毒的分离

实验室常采用 Vero 细胞对单纯疱疹病毒进行分离，相关操作规程参照前文所述。

二、核酸检测

病毒核酸提取清参考前文所述。

（一）常规 PCR 检测

1. 引物序列
引物序列及扩增片段信息见表 3 - 5 - 1 和表 3 - 5 - 2。

表 3 - 5 - 1　单纯疱疹病毒 PCR 检测通用引物序列[1]

引物名称	引物序列（5′→3′）	扩增片段大小（bp）
HSV - 1	CGACTTTGCCAGCCTGTACC	518
HSV - 2	AGTCCGTGTCCCCGTAGATG	

表 3 - 5 - 2　单纯疱疹病毒 PCR 检测分型引物序列[2]

引物名称	引物序列（5′→3′）	扩增片段大小（bp）
HSV1 - F	CCCTGTCTCGCGCGACCGAC	142
HSV1 - R	TCACCGACCCATACGCGTAA	
HSV2 - F	CCGGGCACCACCACGCCGTA	165
HSV2 - R	CGCCACGAAGACCAACGACG	

2. 反应体系（见表3-5-3）

表3-5-3　单纯疱疹病毒PCR检测反应体系（50 μL）

体系组分	体积
ddH₂O（RNase Free）	37.5 μL
10×PCR反应缓冲液	5.0 μL
dNTPs（每种dNTP 25 mmol/L）	2.0 μL
引物1（0.1 μg/μL）	1.0 μL
引物2（0.1 μg/μL）	1.0 μL
Taq DNA聚合酶（5 U/μL）	0.5 μL
模板DNA	30 μL

3. 反应条件（见表3-5-4）

表3-5-4　单纯疱疹病毒PCR扩增反应条件

反应步骤	反应温度	反应时间	循环数
1	95 ℃	2 min	1
2	95 ℃	30 s	
3	52 ℃	45 s	从第4步返回第2步，循环35次
4	72 ℃	30 s	
5	72 ℃	10 min	1
6	4 ℃	∞	1

4. 结果判定

通过比较标本的PCR产物与阳性对照的PCR产物在凝胶上的位置及大小判定结果，并可对PCR产物进行测序，通过Blast分析进一步确认检测结果。

（二）荧光定量PCR检测

1. 引物、探针序列及扩增片段信息（见表3-5-5）

表3-5-5　单纯疱疹病毒荧光定量PCR检测引物及探针序列

目的基因	引物名称	序列（5′→3′）
gDc	HSV-1-F	CGGCCGTGTGACACTATCG
gD	HSV-1-R	CTCGTAAAATGGCCCCTCC
gD	HSV-1-P	CCATACCGACCACACCGACGAACC
gGd	HSV-2-F	CGCTCTCGTAAATGCTTCCCT
gG	HSV-2-R	TCTACCCACAACAGACCCACG
gG	HSV-2-P	CGCGGAGACATTCGAGTACCAGATCG

2. 反应体系（见表3-5-6）

表3-5-6 单纯疱疹病毒荧光定量PCR检测反应体系

体系组分	终浓度
引物1	300 nmol/L
引物2	300 nmol/L
探针（FAM荧光素标记）	200 nmol/L
$MgCl_2$	3.2 mmol/L
模板RNA	5 μL
Taq DNA聚合酶	1 U

3. 反应条件（见表3-5-7）

表3-5-7 单纯疱疹病毒荧光定量PCR检测反应条件

反应步骤	反应温度	反应时间	循环数
1	42 ℃	5 min	1
2	95 ℃	10 s	
3	95 ℃	5 s	从第4步返回第3步，循环40次
4	60 ℃	30 s	
读荧光			

4. 对照设置

阴性对照：以核酸提取时以无菌双蒸水代替标本。

阳性对照：以提取好的阳性核酸作为模板RNA。

5. 结果分析条件设定和结果判断

阈值设定原则以阈值线刚好超过正常阴性对照扩增曲线的最高点，结果显示阴性为准，或可根据仪器噪声情况进行调整。

Ct值无数值的标本为阴性样本；$Ct \leqslant 35.0$的样本为阳性；$Ct \geqslant 35.0$的样本建议重做。重做结果无数值者为阴性，否则为阳性。

参考文献

[1] 卓礼梅，潘文彤，邢诒刚，等. PCR法在疱疹病毒性脑炎诊断及疗效观察中的应用 [J]. 中山医科大学学报. 1996（2）：112-115.

[2] Lucotte G, et al. Detection and genotyping of herpes simplex virus types 1 and 2 by polymerase chain reaction [J]. Mol Cell Probe, 1995（9）：287-290.

[3] Manfred W, Ursula M, Frank T, et al. Rapid detection of herpes simplex virus and varicella-zoster virus infections by Real-time PCR [J]. J Clin Microbiol, 2003, 41（4）：1565-1568.

（毛乃颖　朱贞　崔爱利　许松涛）

第六章　脊髓灰质炎病毒

第一节　基本特征

一、病原学特征

脊髓灰质炎病毒（poliovirus，PV）是导致脊髓灰质炎的病原体，它属于小核糖核酸病毒科成员，是一个正义单链的 RNA 病毒。PV 颗粒直径为 20～30 nm，是一个立体对称的十二面体结构。病毒颗粒中心为正义单链 RNA，长约 7.5 kb。外围 32 个衣壳微粒，形成外层衣壳。此病毒核衣壳裸露，无囊膜。病毒基因组包含 4 个部分：5′非编码区，多聚蛋白编码区，3′非编码区，3′ Poly（A）尾。其中的多聚蛋白编码区编码一个长为 2 209 个氨基酸的大多聚蛋白前体，这个多聚蛋白随后可经蛋白酶水解产生衣壳蛋白（VP1，VP2，VP3 和 VP4）、蛋白酶、RNA 聚合酶及用于识别细胞、调节基因的其他蛋白。VP1 为主要的外露蛋白，至少含 2 个抗原表位，可诱导中和抗体的产生。VP1 对人体细胞膜上的相应受体有特殊亲和力，与病毒的致病性和毒性有关[1]。

PV 抗原分为两类，致密（density，D）抗原和无核心（coreless，C）抗原。D 抗原能诱导机体产生中和抗体，因此又称为中和抗原，而 C 抗原则不能刺激机体产生抗体[2]。

已知 PV 有 3 个血清型，这 3 个血清型病毒的核苷酸序列已经清楚，总的核苷酸数目为 7 500 个左右。虽然有 71% 左右的核苷酸为 3 个血清型的 PV 所共有，但不相同的核苷酸序列却都位于编码区内，因此，三型病毒间中和实验无交叉反应。

二、临床表现

人是 PV 已知的唯一宿主。感染后 PV，潜伏期为 3～35 天，平均为 1～2 周。被病毒感染后，绝大多数人（90%～95%）呈隐性感染，而显性感染者也多为轻症感染（4%～8%），只有少数患者（1%～2%）发生神经系统感染，引起严重的症状和后果。轻症感染病症似流感，有发热、乏力、头痛、肌痛，有时伴有咽炎、扁桃腺炎及胃肠炎症状，症状持续 4～5 天后即退去。只有少数感染者因病毒侵犯脊髓前角运动神经元，导致肌肉特别是肢体肌肉发生不对称弛缓性麻痹，造成肢体不可逆麻痹甚至死亡。

PV 可由口摄入，然后侵入消化黏膜、扁桃体、派伊尔结等器官。PV 在上述部位增殖后，进入神经和肠系膜部位淋巴结，然后进入血液中形成病毒血症。少部分患者可因病毒毒力强或血中抗体不足以将其中和，病毒可随血流经血脑屏障侵犯中枢神经系统，偶尔病毒也可沿外周神经传播到中枢神经系统。最后，病毒可通过人 PV 受体（hPVR）介导的细胞融合进入神经元，也可通过 hPVR 介导的胞吞作用进入。病毒在神经元，特别是运动神经元中增殖并损伤神经元造成麻痹性脊髓灰质炎，严重者可发生瘫痪[3]。

三、流行病学特征

温带多见 PV 感染，终年散发，以夏秋为多，可呈小流行或酿成大流行，热带则四季发病率相似。1988 年以前，PV 感染在五大洲广泛流行，平均每年发病接近 50 000 例，其中 1981 年超过了 60 000 例。自 1988 年 WHO 发起全球消灭脊髓灰质炎病毒行动至今，PV 感染病例已下降了 99% 以上。从当时有 125 个国家中估计流行 35 万病例，下降至 2008 年的 1 655 报告病例，到 2008 年 PV 野毒株的流行地区减少到只有尼日利亚、阿富汗、巴基斯坦和印度 4 个国家。美国、西太平洋地区、欧洲地区分别在 1994 年、2000 年和 2001 年完成无 PV 感染认证报告，而西太平洋地区在 2000 年宣布进入无 PV 感染状态[4]。

参考文献

[1] Nomoto A. Molecular aspects of poliovirus pathogenesis [J]. Proc Jpn Acad Ser B Phys Biol Sci, 2007, 83: 266 – 275.

[2] Cameron C E, Oh H S, Moustafa I M. Expanding knowledge of P3 proteins in the poliovirus lifecycle [J]. Future Microbiol, 2010, 5: 867 – 881.

[3] Racaniello V R. One hundred years of poliovirus pathogenesis [J]. Virology, 2006, 344: 9 – 16.

[4] Pfeiffer J K. Innate host barriers to viral trafficking and population diversity: lessons learned from poliovirus [J]. Adv Virus Res, 2010, 77: 85 – 118.

（张祺　刘映乐）

第二节　检测技术

一、病毒分离

病毒分离步骤如下：

（1）在显微镜下观察新近准备的单层细胞（RD 细胞和两管 L20B 细胞），以确保细胞处于健康状态，且至少 75% 以上融合成单层。合适的单层细胞通常在传代后 2 ～ 3 天内形成。

（2）弃生长液，换 1 mL 维持液。

（3）将每一份标本接种到 2 管 RD 细胞和 2 管 L20B 细胞上，并进行标记（包括标本号、日期和传代数）。

（4）每一种细胞标记 1 管作为阴性对照。

（5）每管细胞接种 0.2 mL 标本悬液，随后在 36 ℃孵箱中以 5°的坡度静置。如果旋转培养，L20B 细胞不能生长，且对于用于脊灰病毒分离的 L20B 细胞和 RD 细胞来说不是必需的。

（6）每天使用标准显微镜或倒置显微镜观察细胞状态，观察有无 CPE 出现。

（7）记录接种标本的细胞和阴性对照细胞出现的所有变化，包括记录以 1 + ～ 4 + 表示受感染细胞比例的 CPE（1 + 代表＜25% 的细胞；2 + 代表 25% ～ 50%；3 + 代表 50% ～ 75%；4 + 代表 75% ～ 100%）、毒性反应、老化或者污染。

（8）如果观察至少 5 天后仍未出现 CPE，在同一细胞系上进行盲传，随后再观察 5 天。每一份原始标本接种两管细胞后，即使两管结果都为阴性，也不能合并后进行再传代，每一份阴性细胞培养物应单独传代。在判定每一份细胞培养物为阴性并丢弃之前，观察细胞形态时间应不少于 10 天，例如，标本接种后观察至少 5 天，传代后再观察至少 5 天。

（9）在标本接种后任何阶段出现特征性的肠道病毒 CPE，例如，细胞变圆、折光性增强、从细胞培养管壁脱离，均记录观察到的结果，直至 CPE 发展到至少 75% 的细胞受到感染（不低于 3 + CPE）。在这个阶段，使用另一细胞系传第二代。同一份标本接种到 2 管相同细胞系的细胞培养管，如果都出现不低于 3 + CPE 时，此时可以合并，再传至另一种细胞系的细胞培养管中，细胞培养管内含新换的 1 mL 维持液。

L20B 细胞上出现 CPE 的阳性细胞培养物需传到 RD 细胞上，并且在 36 ℃孵育，并每天观察。大部分的 RD 细胞将会出现特征性的肠道病毒 CPE，观察直至出现不低于 3 + CPE。随后在 -20 ℃冷冻细胞培养管，直至将其送至型内鉴定实验室进行血清型别鉴定和型内鉴定。少部分病毒在 L20B 细胞上出现 CPE，但将其传至 RD 细胞上后 CPE 不会重现[6]。RD 细胞培养物应在接种后连续观察 5 天后报告阴性结果。

RD 细胞上出现 CPE 的阳性细胞分离物需接种到 L20B 细胞上，然后在 36 ℃孵育，并每天观察。这次传代的目的是将脊灰病毒从混合有其他肠道病毒的混合物中分离出来，并且扩增脊灰病毒的滴度。

如果观察至少 5 天后 L20B 细胞仍然没有出现 CPE，那么这份细胞培养物可以认为不含有脊灰病毒，并以 NPEV 报告。

但是，特征性的肠道病毒 CPE 会在一些 L20B 细胞上出现。观察直至出现不低于 3 + CPE，然后将该细胞培养物再次传代至 RD 细胞上，继续观察至 CPE 的出现。此过程的目的是扩增病毒滴度。任何出现不低于 3 + CPE 的阳性 RD 细胞培养物需保存在 -20 ℃直至将其送至型内鉴定实验室。少部分的 RD 细胞培养物，观察 5 天后仍然为阴性结果，这时应报告为阴性结果。

二、血清学检测

使用高滴度的多克隆抗血清，与大约 100 $CCID_{50}$ 的未知病毒标本混合。因为一般认为能够使健康的细胞出现 3+ 或者 4+ 的 CPE 的病毒量大约是 $10^5 \sim 10^6 CCID_{50}/\mu L$。因此，我们选择 10^{-3} 和 10^{-4} 两个稀释度直接用于实验，这样由于不用每次实验前都做病毒的滴定实验，因而节省了时间和实验材料。当然每次实验中都要进行回滴，以便计算实验中所用病毒的滴度是否正确。

如果标本接种后在 RD 和 L20B 细胞上都出现了病变，那么应该首先鉴定 L20B 细胞分离物。这样能够很快地得到重要的结果。如果这样无法鉴定出脊灰病毒的型别，那么就要使用 RD 细胞分离物。L20B 细胞分离物应该送至地区参比实验室进一步鉴定。

（一）脊灰病毒中和实验的操作步骤

1. 实验材料

（1）带盖子的无菌 96 孔平底微量细胞培养板。

（2）无菌无毒的封条（如果使用的不是 CO_2 孵育箱的话）。

（3）用于稀释的 5 mL 无菌的管子。

（4）1 mL 和 2 mL 一次性塑料移液管。

（5）灭菌的 50 μL 带有可阻止气溶胶产生的（ARTs）带滤芯的吸头。

（6）适合病毒生长的健康细胞（通常是 L20B 细胞）。

（7）抗脊灰组合血清。

（8）维持液。

2. 操作步骤

（1）在微孔板的边缘按图 3 - 6 - 1 所示（每板可以鉴定两株病毒）做好标记。

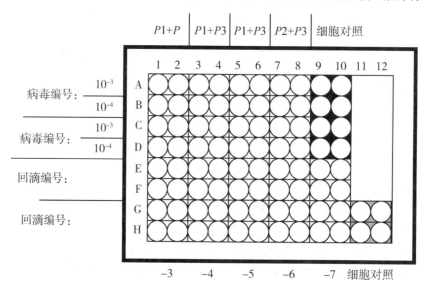

图 3 - 6 - 1 脊灰病毒定型实验的平板设计

（2）将 4 组抗血清储存液分别加入到 1～8 列的 A～D 行中去的每孔 50 μL，加不同的组合血清时需要更换吸头。

（3）加 50 μL 维持液到病毒对照孔中，即 A9～D10。

（4）加 50 μL 维持液到回滴孔中，即 E1～H10。

（5）加 100 μL 维持液到细胞对照孔中，即 G11～H12，然后盖上盖子。

（6）按 10^{-1}～10^{-7} 标记稀释管，标记好每组需要稀释的标本号。

（7）取 0.9 mL 维持液到 1～2 号管和 5～7 号管中，取 1.8 mL 维持液到 3 号和 4 号管中（见图 3 - 6 - 2）。

（8）用无菌移液器和带滤芯的移液管加 0.1 mL 病毒悬液到 1 号管（10 倍稀释度）中。

（9）换一个吸尖，轻轻地并彻底地混匀，避免产生气溶胶。

（10）取 0.1 mL 到 2 号管中，丢弃使用过的吸头。

（11）重复稀释的步骤，取 0.2 mL 到 3 号管和 4 号管中（见图 3 - 6 - 2）。

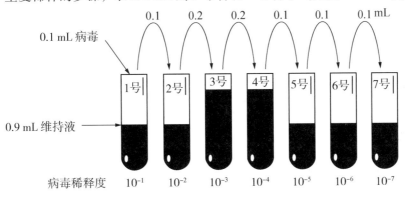

图 3 - 6 - 2　病毒的稀释

（12）在微孔板第 9 和第 10 列的 E 和 F 行中，先后加入 10^{-7} 和 10^{-6} 稀释度的病毒到回滴孔中。

（13）取一个病毒可以使用同一支带滤芯的吸头，顺序为从高稀释度向低稀释度加，即 10^{-7} 到 10^{-3}。

（14）加入 50 μL 的病毒到待测孔中：标本 1 的 10^{-3} 稀释度加入到 A1～A10，10^{-4} 稀释度加入到 B1～B10 等。

（15）重复上两个步骤，加入 2 号病毒标本，G 和 H 行作病毒滴度回滴，2 号病毒 10^{-3} 稀释度加入到 C1～C10 孔，10^{-4} 稀释度加入到 D1～D10 孔。

（16）盖上盖子，在 36 ℃ 孵育 1～3 h。

（17）在孵育期间用胰酶消化细胞，并制备细胞悬液，浓度大约为每毫升 1.5×10^{5} 个细胞，每块板子至少需要 10 mL。

（18）加入 100 μL 细胞悬液到每个待测和对照孔中。

（19）如果不使用 CO_2 孵育箱，要使用无毒性的封口膜封闭板子。

（20）在 36 ℃ 孵育。

（21）使用倒置显微镜每天观察并记录有无 CPE 的产生。

（22）在病毒对照孔出现 100% CPE 的时候（通常在 3 ～ 5 天）继续观察并记录 24 h。

（二）结果的解释

细胞对照孔应该有完整的单层细胞。病毒对照孔应该完全出现 CPE。病毒回滴孔用来证实本次实验所用的病毒量至少有一个稀释度在 32 ～ 320 CCID$_{50}$。也就是说，在 50 μL 病毒中，病毒的滴度在 $10^{1.5}$ ～ $10^{2.5}$ 时，相当于原始标本中为 $10^{4.5}$ ～ $10^{6.5}$。应该根据适当的病毒滴度来判读实验结果。如果实验中病毒的滴度不在适当的范围内，那么应该根据调整后的滴度（或者高，或者低，以合适的滴度值计算）重新进行实验，使其含有正确的病毒量。

微孔板中，能够阻止产生 CPE 的抗血清意味着它可以识别病毒分离物或者混合病毒，因而，通过抗血清的型别可以判读病毒的血清型。因为抗血清可以中和病毒的感染性，因此，在这种抗血清存在的孔中该病毒不能复制。

三、核酸检测

（一）引物序列（见表 3 - 6 - 1）

表 3 - 6 - 1　脊髓灰质炎病毒的核酸检测引物序列

引物名称	引物序列（5′→3′）
UG1	TTTGTGTCAGCGTGTAATGA
UC11	AAGAGGTCTCTATTCCACAT

引物的稀释和制备成 PCR 工作浓度：

（1）合成的引物质量数为 1 OD = 33 μg。

（2）在打开装有引物的 1.5 mL 离心管之前，于 12 000 r/min 离心 10 min，以避免打开管盖时干膜状的引物散失。

（3）慢慢打开管盖，向管中加入 330 μL 的去离子水。

（4）盖上管盖，充分震荡混匀 10 min。

（5）此时得到的引物浓度为 33 μg/330 μL = 0.1 μg/μL（PCR 工作浓度）。

（6）引物如果长期储存，需要在 -20 ℃以下条件保存。

（二）实验设计

（1）在 PCR 记录纸（实验记录纸）上记录本次实验操作者姓名、实验日期、所鉴定标本的名称以及标本的顺序，与 PCR 仪排列的顺序一致。

（2）标记好加标本和对照的 PCR 管（阳性对照、阴性对照和试剂对照）：

①阳性对照：无感染性的对照 RNA。

②细胞对照：使用未接种病毒的细胞悬液，最好使用与扩增病毒所用的细胞类型与

代数相同的细胞。每一次实验设 2 个细胞对照。

③试剂对照：用无菌纯水代替标本。

（三）RT-PCR 检测

（1）在冰面上融化病毒标本和各种 PCR 试剂。

（2）配下列试剂主溶液（见表 3-6-2）：

表 3-6-2　脊髓灰质炎病毒 RT-PCR 检测反应体系（25 μL）

体系组分	体积（μL）
ddH$_2$O（RNase Free）	6.5 μL
2×PCR 反应缓冲液	12.5 μL
引物 1	1.0 μL
引物 2	1.0 μL
SuperScript® Ⅲ RT/Platinum® TaqMix	1.0 μL
模板 RNA	3.0 μL

（3）在 PCR 仪上进行 RT-PCR 反应，反应步骤见表 3-5-6：

表 3-6-3　脊髓灰质炎病毒 RT-PCR 检测反应条件

反应步骤	反应温度	反应时间	循环数
1	42 ℃	30 min	1
2	94 ℃	2 min	1
3	94 ℃	15 s	
4	50 ℃	30 s	从第 5 步返回第 3 步，循环 32 次
5	72 ℃	90 s	
6	72 ℃	10 min	1
7	4 ℃	∞	1

（四）电泳分析

（1）将已经聚合的 2% 的琼脂糖凝胶放在电泳装置上。

（2）在帕拉膜（Parafilm）上加上 6 × 电泳载样缓冲液（每个反应需 1 μL）。再加上 5 μL 的 PCR 反应产物与之混合。

（3）将电泳缓冲液倒在电泳装置中，用吸头将样品与载样缓冲液的混合溶液加到孔中。

（4）盖上盖子，接通电源，以 10 V/cm 电压（恒定电压）电泳，大约 35～40 min，直到溴酚蓝跑到凝胶的底部的时候，停止电泳；将胶取出，并注意保持凝胶的方向。

（5）在 1 μg/mL 的溴化乙啶溶液中染色 15 min。

注意：溴化乙啶溶液是有毒、致畸、并且致肿瘤的物质，操作时要加小心，并戴双层手套。如果储存在避光的容器中，溴化乙啶溶液可以重复使用。

（6）在蒸馏水中涮一下凝胶，然后在紫外透射仪下观察 PCR 产物电泳结果，并照相作记录。

参考文献

[1] Rico-Hesse R., Pallansch M A, Nottay B K, et al. Geographic distribution of wild poliovirus type 1 genotypes [J]. Virology, 1987, 160: 311 – 322.

（许文波　张勇　严冬梅　祝双利）

第七章 麻 疹 病 毒

第一节 基 本 特 征

一、病原学特征

麻疹病毒为球形或丝形，直径约 120～250 nm，核心为单负链 RNA，不分节段，基因组全长约 16 kb，基因组有 N，P，M，F，H，L 6 个基因[1]，分别编码 6 个结构和功能蛋白：核蛋白（nucleoprotein，NP）、磷酸化蛋白（phosphoprotein，P）、M 蛋白（membrane protein，M）、融合蛋白（fusion protein，F）、血凝素蛋白（hemagglutinin，H）和依赖 RNA 的 RNA 聚合酶（large polymerase，L）。核衣壳呈螺旋对称，外有包膜，表面有两种刺突，即 HA 和溶血素（haemolyxin，HL），它们的成分都是糖蛋白，但性质各异。HA 只能凝集猴红细胞，还能与宿主细胞受体吸附。HL 具有溶血和使细胞发生融合形成多核巨细胞的作用。HA 和 HL 均有抗原性，产生的相应抗体具有保护作用。麻疹病毒包膜上无神经氨酸酶。

麻疹病毒只有一个血清型，但自 20 世纪 80 年代以来，各国都有关于麻疹病毒抗原性变异的报道。核苷酸序列分析表明，麻疹病毒存在着基因漂移。

二、临床表现

典型麻疹的病程常表现为 4 个阶段[2]，即潜伏期、前驱期、出疹期和恢复期。潜伏期 10～14 天；前驱期亦称出疹前期，约 3～5 天，发热 38～39 ℃及以上，伴有怕光、流泪、流鼻涕和咳嗽等，经过 3～4 天，鼻炎、咳嗽加重，眼结膜充血，同时在口腔颊黏膜周围可见带有红晕的灰色小点，大小不等，为麻疹黏膜斑。疹期是患者发热 3～4 天后开始，全身症状及上呼吸道症状加剧，体温可高达 40 ℃，精神萎靡、嗜睡、厌食。首先于耳后发际出现皮疹，迅速发展到面颈部，1 天内自上而下蔓延到胸、背、腹及四肢，2～3 天内遍及手心、足底，此时头面部皮疹已可开始隐退。皮疹 2～3 mm，初呈淡红色、散在，后渐密集呈鲜红色，进而转为暗红色，疹间皮肤正常。出疹时全身淋巴结、肝、脾可肿大，肺部可闻干粗啰音。皮疹发展至高潮后开始恢复期，皮疹按出疹顺序隐退，全身不适及呼吸道症状逐渐减退，体温降至正常，皮疹颜色变暗，一般退热后

2～3 天皮疹全退，疹退后留有棕色色素沉着和糠皮样脱屑。

非典型麻疹包括轻型麻疹、异型麻疹、重型麻疹、新生儿麻疹和成人麻疹。异型麻疹主要发生于曾接种麻疹灭活疫苗者，多出现于接种后 6 个月到 6 年间。重型麻疹是由于病毒毒力较强或机体抵抗力低，或因严重继发细菌感染所致，可出现中毒性、休克性、出血性等。成人麻疹症状严重、易导致多脏器损害，同时病情不典型呈多样性，易误诊，并具有以下特点：①多数报告患者存在胃肠道症状，24 例成人麻疹中有 21 例以水样便腹泻为主要表现；②呼吸道卡他症状和眼部症状重；③Koplik 斑明显且持续时间长；④多伴有肝脏和心脏损伤。

麻疹脑炎（measlesencephalitis）是指麻疹病程中的中枢神经系统并发症，由麻疹病毒直接侵犯中枢神经系统或感染后的免疫反应所致。儿童期多发，尤多见于 2 岁以内的婴幼儿。发生率一般为 0.1%～0.2%。冬春季多发，其余季节也有散发。多于麻疹患儿出疹后 2～6 天发病，即于皮疹已逐渐消退、体温下降、恢复正常活动后发病。也可发生于出疹后 3 周内，罕见于出疹前发病。骤然起病，出现高热，迅速出现惊厥、昏迷、肌强直、痉挛和共济失调等，以及脑膜刺激征和呼吸衰竭等症状、体征。

三、流行病学特征

麻疹病毒感染的流行病学特点有以下几点[3]：

（1）传染源。患者为唯一传染源。一般认为出疹前后 5 天均有传染性。该病传染性强，易感者直接接触后 90% 以上可患病。隐性感染者的传染源作用不大。

（2）传播途径。患者咳嗽、喷嚏时病毒随飞沫排出，直接到达易感者的呼吸道或眼结合膜而致感染。间接传播很少。

（3）易感人群。未患过麻疹，也未接种麻疹疫苗者均为易感者。病后有较持久的免疫力。通常 6 个月至 5 岁小儿发病率最高，6 个月以下的婴儿具有母递免疫力，极少发病。麻疹活疫苗预防接种后可获有效免疫力，但抗体水平可逐年下降，因此如再接触传染源还可发病。据报道，20 世纪 60 年代以后广泛预防接种，发病年龄有增大趋势，隐性感染者也普遍存在，且产生的免疫力较疫苗免疫强 10 倍多。

（4）流行特征。本病目前多为散发，但如传染源进入易感者居住集中的地区，则可致暴发流行。流行多发生于冬春两季。在未普及疫苗接种地区，往往每 2～3 年发生一次流行。当城市易感者超过 40%，农村易感者达 60%～80% 时即有发生流行的可能。

自 1963 年麻疹减毒活疫苗问世以来[7]，随着接种覆盖率的提高，在我国成功地控制了麻疹的发病率和死亡率。薛士银等报道，江苏省涟水县无疫苗阶段（1951—1966年）、疫苗推广期（1967—1978 年）、计划免疫初期（1979—1988 年）和计划免疫巩固期（1989—2010 年）4 个阶段麻疹年平均发病率分别为 540.70 例/10 万人，152.84 例/10 万人，26.62 例/10 万人和 9.93 例/10 万人；年均死亡率分别为 5.38 例/10 万人、0.31 例/10 万人、0 例/10 万人和 0 例/10 万人；年均发病率和死亡率呈下降趋势。冯凤玲等报道陕西省蒲城县疫苗前时期（1964—1968 年）、推广疫苗时期（1969—1983

年)、计划免疫时期（1984—2005 年）和消除麻疹行动计划时期（2006—2010 年）麻疹年均发病率为分别 510.03 例/10 万人，216.68 例/10 万人，5.58 例/10 万人和 1.16 例/10 万人；年均死亡率分别为 6.32 例/10 万人，0.67 例/10 万人，0.03 例/10 万人和 0 例/10 万人；年均发病率和死亡呈现下降趋势。近年来，虽然计划免疫工作也在一如既往地开展，但由于流动人口增加等因素的影响，儿童麻疹疫苗的漏种时有发生；再加上存在免疫失败等，导致易感人群逐年积累，麻疹发病率上升，适时开展麻疹疫苗的强化免疫使人群发病率下降，但以后又会出现反弹的迹象。杨建萍报道，兰州市城关区1988—1998 年麻疹的年报告发病率均在 1 例/10 万人以下，自 1999 年起发病率开始呈现上升趋势，1999—2004 年逐年上升，2005 年达到一个峰值；随后 2006—2007 年呈下降，2008 年发病率上升，达到最高峰，2009 年发病又走低，呈现为双峰值。郑艳等报道，重庆市九龙坡区 1997—2004 年麻疹发病强度较弱，发病率持续处于较低水平；2005 年麻疹发病开始回升，2007 年麻疹发病率上升到 20.56 例/10 万，出现 1 个发病高峰，2008 年开始下降。

参考文献

[1] 张燕，姬奕昕，朱贞，等. 中国流行的麻疹病毒基因型和亚型趋势分析 [J]. 中国疫苗和免疫，2009（2）：97-103.
[2] 许文波. 麻疹病毒的分子流行病学 [J]. 中国计划免疫，2001，7（1）：54-59.
[3] 徐京杭，于岩岩. 我国近年来麻疹病毒及麻疹的流行特点和临床特征改变 [J]. 中国医刊，2007（10）：28-30.
[4] 唐凌云，章以浩. 麻疹病毒的分子流行病学 [J]. 中国计划免疫，1998（1）：49-52.
[5] 焦建新. 麻疹病毒基因型及其研究进展 [J]. 疾病预防控制通报，2008（2）：62-63.
[6] 冯德杰，高雪军，朱莉萍. 麻疹病毒分子流行病学研究进展 [J]. 微生物学免疫学进展，2008（1）：71-76.
[7] 何长华，曹继琼. 麻疹病原学和流行特征及临床表现的变化 [J]. 预防医学情报杂志，2014，30（9）：788-793.

（邬开朗　刘芳）

第二节　检 测 技 术

一、细胞分离

（1）在显微镜下观察单层细胞（Vero/SLAM 细胞系），以确保细胞是健康的。一个合适的单层细胞会在传代后 2～3 天内形成。

（2）倒掉生长液。每份标本接种 1 支 Vero/SLAM 细胞的斜面试管，正确标记每支试管（包括标本的编号、日期、传代数）。对每一种细胞标记 1 管作为阴性对照。

（3）每支试管接种 0.2 mL 的标本悬液（咽拭子标本或尿液标本），于 37 ℃ 吸附 1.5 h。为防止标本对细胞产生毒性反应，应弃掉标本液，加入 1.5 mL 维持液，于 37 ℃ 孵育箱静置培养。

（4）使用标准或倒置显微镜每天观察细胞培养管，以观察 CPE 的出现。

（5）观察细胞。当将培养瓶举起置于光亮的地方时，从培养瓶底部仔细观察可以看到很小的洞，通常最早在接种后 1 天就可以观察到。当单层细胞出现小洞后，置于显微镜下观察是否可以见到融合性细胞。往往感染灶会脱落并悬浮于培养液中。要注意的是，不是由麻疹病毒感染而造成单层细胞上出现的小洞会消失。每天观察细胞，并记录融合性细胞的数量和大小，融合性细胞的大小会增大。如果培养基太酸（由橙色变为黄色）则需要更换细胞培养液。

（6）如果有特征性的麻疹病毒 CPE 出现，并观察直到 75% 的细胞发生变化(3 + CPE)，于 -70 ℃ 冻存以备二次传代。

（7）如果 7 天之后没有 CPE 出现，那么再盲传 1 代继续观察 7 天。连续传代 3 次后仍为阴性者则判定该标本病毒分离结果为阴性。阴性对照在丢弃之前要至少观察 14 天。

（8）病毒传代：同步骤 1～10，每代病毒分离物于 -70 ℃ 冻存。

二、血清学检测

参照相应试剂盒说明书进行。

三、核酸检测

（一）RT - PCR 检测

1. 引物序列（见表 3 - 7 - 1）

表 3 - 7 - 1 麻疹病毒 RT - PCR 检测引物

引物名称	引物序列（5′→3′）
MV41	CATTACATCAGGATCC GG
MV42	GTATTGGTCCGCCTCATC

2. 操作步骤

（1）RT - PCR。按照鉴定标准程序配制表 3 - 7 - 2 所示反应体系。

表 3 - 7 - 2 麻疹病毒 RT - PCR 检测反应体系

体系组分	终浓度	体积/反应
10 × PCR 反应缓冲液（不含 Mg^{2+}）	1 ×	5 μL
MgCl$_2$（25 mmol/L）	2 mmol/L	4 μL

续表 3 - 7 - 2

体系组分	终浓度	体积/反应
dNTPs（2.5 mmol/L）	0.2 mmol/L	4 μL
引物 1（20 μmol/L）	0.4 μmol/L	1 μL
引物 2（20 μmol/L）	0.4 μmol/L	1 μL
ETF Water（14.5 vol RNA）		x μL
瞬时震荡混匀后，冰上加入以下试剂：		
Taq DNA 聚合酶	1 μL	
AMV	0.2 U	1 μL
RNase Inhibitor	1 U	1 μL
瞬时震荡混匀后分装（50 μL - RNA vol）_____到预冷的 PCR 管中，然后加入 RNA		
模板 RNA		5 μL

按照表 3 - 7 - 3 反应条件进行扩增。

表 3 - 7 - 3　麻疹病毒 RT - PCR 检测反应条件

反应步骤	反应温度	反应时间	循环数
1	42 ℃	45 min	1
2	94 ℃	5 min	1
3	94 ℃	15 s	
4	45 ℃	30 s	从第 5 步返回第 3 步，循环 35 次
5	72 ℃	30 s	
6	72 ℃	7 min	1
7	4 ℃	∞	1

（2）PCR 产物电泳检测和鉴定。

①取 100 mL 电泳缓冲液（1×TAE）加入到干净的三角瓶中，再加入 1.7 g 琼脂糖粉末，轻轻摇动三角瓶，是琼脂糖微粒呈均匀混浊状态。

②微波炉加热使琼脂糖熔化。熔化的琼脂糖自然冷却到 60 ℃左右，倒入已准备好的胶床中，凝胶厚度约为 0.3～0.5 cm。

③室温下静置，凝胶固化。拿出已经做好的胶，将带凝胶的胶床置于电泳槽中。向电泳槽中加入电泳缓冲液（1×TAE），缓冲液的量以超过凝胶表面 1～2 mm 为宜。

④核酸样品 5 μL 中加入大约 1 μL 的上样缓冲液，用加样器轻轻混合均匀。

⑤用加样器吸取样品，轻轻加入到凝胶的样品孔中。

⑥根据指示剂迁移的位置判断是否终止电泳，如可以终止，则切断电源取出凝胶。

⑦将凝胶放入含 EB 的溶液，约 10 min，在凝胶成像仪中观察并记录结果。

（3）结果判定。根据分子量标准，对 PCR 扩增的条带大小进行判定。如果条带分子量与预期片段大小相同（约 330 bp），则可判为麻疹病毒核酸检测阳性。

（二）荧光定量 RT – PCR 检测

1. 引物序列（见表 3 – 7 – 4）

表 3 – 7 – 4 麻疹病毒荧光定量 RT – PCR 检测引物序列

引物名称	引物序列（5′→3′）
MV – N3 – F	TGGCATCTGAACTCGGTATCAC
MV – N3 – R	TGTCCTCAGTAGTATGCATTGCAA
MV – N3 – P	FAM – CCGAGGATGCAAGGCTTGTTTCAGA – BHQ1

2. 检测程序

（1）反应体系配制。

参照实验盒说明书进行。

（2）荧光 RT – PCR 循环条件设置见表 3 – 7 – 5。

表 3 – 7 – 5 麻疹病毒荧光定量 RT – PCR 反应条件

反应步骤	反应温度	反应时间	循环数
1	42 ℃	5 min	1
2	95 ℃	10 s	1
3	95 ℃	5 s	从第 4 步返回第 3 步，
4	55 ℃	30 s	循环 40 次
读荧光			

（3）对照设置。阴性对照为无菌双蒸水。阳性对照为提取好的阳性核酸作为模板 RNA。

（4）结果分析条件设定和结果判断。阈值设定原则以阈值线刚好超过正常阴性对照扩增曲线的最高点，结果显示阴性为准，或可根据仪器噪音情况进行调整。Ct 值无数值的样本为阴性，Ct 值不大于 35 的样本为阳性，Ct 值大于 35.0 的样本建议重做。重做结果无数值者为阴性，否则为阳性。

参考文献

[1] Hummel K B, Lowe L, Bellini W J, et al. Development of quantitative gene-specifsc real-time RT-PCR assays for the detection of measles virus in clinical specimens [J]. J Virol Methods, 2006, 132 (1 – 2): 166 – 173.

（张燕 张晓曙）

第八章 蜱传脑炎病毒

第一节 基本特征

一、病原学特征

蜱传脑炎（tick – borne encephalitis，TBE）在我国俗称森林脑炎，也称俄罗斯春夏脑炎，是由蜱传脑炎病毒（tick – borne encephaitis virus，TBEV）感染而引起的急性中枢神经系统传染病。TBEV 属于黄病毒科黄病毒属（*Flavivirus*），其病毒颗粒约为直径 40～50 nm 的球形，相对分子质量为 4 000 kDa，病毒基因组为一条单链正义 RNA 分子（约 11 kb），分别编码 3 种结构蛋白（衣壳蛋白 C、膜蛋白 preM、包膜蛋白 E）和 7 种非结构蛋白（NS1，NS2a，NS2b，NS3，NS4a，NS4b，NS5）[1]。

TBEV 分布横贯亚欧大陆，根据地理分离株的基因组序列变异性可分为 3 个亚型，即欧洲型、西伯利亚型和远东型。不同亚型的病毒之间毒力差异大，欧洲亚型和西伯利亚型的致死率分别为 0.5%～2.0% 和 6%～8%，而远东型致死率最高，为 5%～20%[2]。目前对不同亚型间病毒毒力的差异还不十分清楚。

二、临床表现

蜱传脑炎潜伏期为 2～28 天（最常见 7～14 天），之前有 1～8 天的非特异性症状和体征期，如疲乏、头痛和全身乏力，通常伴有不低于 38 ℃的发热。在 1～20 天无症状期间后，约 1/3 的临床病例会经历疾病的第二个时期，该时期以通常大于 40 ℃的发热和中枢神经系统症状，如脑膜炎、脑炎（主要是小脑运动失调）、脊髓炎或脊神经根炎为特征。脑炎患者可进展到昏迷、椎管功能失调，通常累及肩部肌肉的麻痹。在 40% 的脑炎病例中，疾病导致永久的中枢神经系统后遗症，包括各种各样的神经心理和认知疾病，这是脑炎后综合征的特征[3]。

对于 TBE 没有特效治疗，主要是对症和支持治疗，包括补充营养、维生素及液体，维持水、电解质平衡。高热应采用退热药物及物理降温等综合性措施。惊厥可选用地西泮、苯巴比妥等镇静药。有脑水肿颅内压增高者予以 20% 甘露醇脱水及短程肾上腺皮质激素，必要时加用呋塞米。

三、流行病学特征

TBEV 为小型嗜神经病毒，侵入人体后引起病毒血症，并到达中枢神经系统，导致病变。森林脑炎的致残率约为 10%～15%，死亡率约为 20%。本病是森林地区特有的自然疫源性疾病，主要流行在中欧、北欧、东欧及俄罗斯、日本、中国，在我国主要分布在新疆、吉林、黑龙江、内蒙古的大兴安岭林区等地区。但由于全球气候变暖，现代交通工具增加及旅游业兴起，导致 TBEV 传播季节延长，传播区域扩大，出现流行趋势[4]。本病的发生还具有严格的季节性、职业性，每年 5—7 月为发病高峰期[5]，此时期内发病例数占全国 90% 以上。

本病在成人中比在儿童中更为常见，我国黑龙江省 1952 年起开始有正规记载，根据 1952—1998 年 TBE 发病统计分析，每隔 5～7 年有一次高峰，主要分布于伊春、双鸭山、鸡西、哈尔滨等地区[5]。平均而言，所有报告的 TBE 病例约 10%～20% 发生于儿童[6]。在 2007 年捷克共和国所报告的病例中有 25% 是儿童[7-8]。据俄罗斯统计数据显示：年龄小于 14 岁的儿童感染率高达 30%[9]。在 2003—2008 年，瑞士、爱沙尼亚、斯洛文尼亚 3 国小于 15 岁儿童的发病率约为 5.1%～12.9%。根据瑞士学者报道，儿童发病率随年龄变化而不同，整个人群中小于 6 岁的儿童的发病率为 0.4 例/10 万人，大于 6 岁的为 1.1 例/10 万人，但在自然疫源地发病率可能更高[7]。

欧洲是 TBE 的主要疫区，主要由中部欧洲脑炎病毒（CEEV）引起，广泛分布于欧洲大陆并且流行严重，为此奥地利、捷克、芬兰、德国、匈牙利、拉脱维亚、立陶宛、波兰、斯洛文尼亚、斯洛伐克、瑞典和瑞士等国家将其列为法定报告传染病。近些年来欧洲各国的 TBE 病例呈不断上升趋势，如 1974—2003 年欧洲国家 TBE 临床报告病例数剧增 400%（奥地利除外）[2]。1997 年挪威发现第一例 TBE 病例，提示 TBEV 在欧洲的疫源地不断扩大。发病率上升、疫源地扩大可能与多种因素有关，如流行病监测和诊断水平的不断提高、人类国际交往的不断增加、农业生产方式的改变、气候变暖等。

据不完全统计，1990—2006 年欧洲 22 个国家共报告 TBE 病例 152 214 例，其中俄罗斯报告病例最多，达 103 995 例，占欧洲全部病例的 68.3%。1990 年以来每年报告 5 000～10 000 例病例，且近些年一直维持在较高的水平。彼尔姆、乌拉尔和斯维尔德洛夫斯克市（叶卡捷琳堡）是发病率最高的地区，其中鄂霍次克海浓密的针叶树林地带和符拉迪沃斯托克附近的锡霍特山脉是最危险的疫源地。死亡病例主要分布在西伯利亚和俄罗斯欧洲区域的雅罗斯拉夫尔地区，主要由春夏季脑炎病毒（RSSEV）引起。

亚洲的 TBE 病例主要分布在远东地区，包括俄罗斯东部、中国东北部、日本的北部及蒙古国北部等。我国 1943 年发现 TBE 病例，1952 年从患者及蜱中分离到 TBEV，我国的 TBEV 为 RSSEV[10]。TBE 在我国不属于法定报告传染病，缺乏详细的数据。报道显示，1980—1998 年黑龙江省报告病例 2 202 例[11]，根据 1995—1998 年的资料分析，黑龙江省的 TBE 病例主要发生在 6 月，每年 6 月的报告病例占全年病例的 50%[11]。另外，除东北地区外，我国云南、新疆也有 TBE 病例报道。

　　今后随着全球气候变暖可能会导致 TBEV 的流行区域扩大，蜱的生长周期将会增加，蜱栖息地将扩大和蜱的数量级密度将继续上升。因此，将来要求多学科参与，包括流行病学家、兽医、医生、生态学家、气象学家等共同研究控制 TBE 的方法[12]。

参考文献

［1］ Heinz F X，Mandl C W. The molecular biology of tick – borne encephalitis virus ［J］. Apmis，1993，101（7 – 12）：735 – 745.

［2］ Süss J. Tick – borne encephalitis 2010：epidemiology，risk areas，and virus strains in Europe and Asia—an overview ［J］. Ticks Tick – borne Dis，2011，2（1）：2 – 15.

［3］ 陈育，张晓光，韩淑祯. 森林脑炎诊治现状 ［J］. 当代医学，2012，18（8）：29 – 30.

［4］ Haditsch M，Kunze U. Tick – borne encephalitis：a disease neglected by travel medicine ［J］. Travel Med Infect Dis，2013，11（5）：295 – 300.

［5］ 吕志，梁国栋. 中国蜱传脑炎研究进展 ［J］. 中华流行病学杂志，2009（6）：641 – 643.

［6］ Suss J. Tick – borne encephalitis in Europe and beyond – the epidemiological situation as of 2007 ［J］. Euro surveillance：bulletin Europeen sur les maladies transmissibles = European communicable disease bulletin，2008，13（26）：717 – 727.

［7］ Sthelin – Massik J，Zimmermann H，Gnehm H E. Tick – borne encephalitis in Swiss children 2000 – 2004：five – year nationwide surveillance of epidemiologic characteristics and clinical course ［J］. Pediatr Infect Dis J，2008，27（6）：555 – 557.

［8］ Kríz B，Benes C，Daniel M. Alimentary transmission of tick – borne encephalitis in the Czech Republic（1997 – 2008）［J］. Epidemiologie，Mikrobiologie，Imunologie，2009，58（2）：98 – 103.

［9］ Kunze U，Asokliene L，Bektimirov T，et al. Tick – borne encephalitis in childhood – Consensus 2004 ［J］. Wien Med Wochensch，2004，154（9 – 10）：242 – 245.

［10］ Ecker M，Allison S L，Meixner T，et al. Sequence analysis and genetic classification of tick – borne encephalitis viruses from Europe and Asia ［J］. J Ge Viro，1999，80（1）：179 – 185.

［11］ 张殿鸿，张志学，王耀明，等. 黑龙江省森林脑炎疫情趋势分析 ［J］. 疾病监测，2000，15（2）：57 – 58.

［12］ Kunze U. Tick – borne encephalitis—a notifiable disease：report of the 15th Annual Meeting of the International Scientific Working Group on Tick – Borne Encephalitis（ISW-TBE）［J］. Ticks Tick – borne Dis，2013，4（5）：363 – 365.

（张祺　熊英　陈建军）

第二节　检测技术

一、分离培养

蜱传脑炎病毒的 BHK 细胞分离实验室生物安全级别为 BSL-3。实验操作人员需进行 BSL-3 防护，蜱传脑炎病毒的 BHK 细胞分离操作必须在 BSL-3 级实验室的生物安全柜中进行。

（一）病毒生长液

1. 细胞维持液

在 500 mL D-MEM 液中加入青霉素、链霉素母液各 5 mL（终浓度为 100 U/mL 青霉素、100 μg/mL 链霉素），牛血清白蛋白组分 V 12.5 mL（终浓度为 0.2%），HEPES 缓冲液 12.5 mL（终浓度为 25 mmol/L）。

2. 病毒生长液

在每 500 mL 细胞维持液中加入 0.5 mL 的 TPCK-胰酶（母液浓度为 2 mg/mL），使 TPCK-胰酶的终浓度为 2 μg/mL。

（二）病毒 BHK 细胞分离步骤

1. 80%～90% 成片细胞的准备

以选取 T25 细胞瓶为例。

（1）用 40×物镜观察细胞生长状态。

（2）轻轻倒出细胞生长液，用 10 mL 的无菌移液管吸取 6 mL Hank's 液清洗细胞，清洗 3 次。

2. 细胞培养瓶的接种

（1）用无菌移液管将清洗细胞的 Hank's 液从细胞培养瓶中移出。

（2）用无菌移液管吸取适量临床标本置于细胞培养瓶中，温和摇动数次。

（3）然后将细胞培养瓶放于 37 ℃ 的 5% CO_2 培养箱中吸附 1 h。

（4）吸出接种物，用 10 mL 的无菌移液管吸取 6mL Hank's 液清洗细胞，清洗 2 次。然后加入 6 mL 病毒生长液到细胞培养瓶中。

（5）将细胞培养瓶放入 37 ℃ 培养箱培养。

（6）每日观察细胞病变情况。细胞病变的特征是细胞圆缩、细胞间隙增大、细胞核固缩或破裂，严重时细胞部分或全部脱落。

（三）培养物的收获

当 75%～100% 的细胞出现病变时进行收获，收获之前可以将细胞放于 -70 ℃ 冰箱冻融 1～2 次，以提高收获标本的病毒滴度。即使无细胞病变也应该于接种后第 7 天收获。收获病毒液时先温和摇动细胞瓶数次，然后用 10 mL 的无菌移液管吸取病毒液到 15 mL 无菌离心管中，混匀病毒。收获的病毒液可以立即进行后续实验，或冻于 -70 ℃

冰箱待以后实验使用。

二、核酸检测

（一）核酸提取

取 200～400 μL 标本（标本使用量最多不超过 1 mL）用于核酸的提取。核酸提取后适当分装，至少在 -70 ℃冰箱内保存 1 份备份核酸，便于后续研究和抽样检测。核酸提取的方法包括自动化核酸提取、商品化的核酸提取试剂盒、传统的公认方法如 Trizol核酸提取方法等。具体操作流程参照相关说明书进行。采用商业化的逆转录试剂盒，按照说明书操作。

（二）RT - PCR 检测

1. 引物序列（见表 3 - 8 - 1）

表 3 - 8 - 1　蜱传脑炎病毒 RT - PCR 检测引物序列

引物名称	引物序列（5′→3′）	扩增片段大小（bp）
NS5PMUP	ATG（GC）C（CT）ATGAC（AGCT）GACAC（ACT）AC	361
NS5PMDW	TT（CT）TT（CT）TC（CT）CT（CT）TT（GCT）CCCATCATG	

2. 反应体系（见表 3 - 8 - 2）

表 3 - 8 - 2　蜱传脑炎病毒 RT - PCR 检测反应体系（20 μL）

体系组分	体积
ddH$_2$O（RNase Free）	补足至 18 μL
扩增的酶和缓冲液等	x μL
引物 1（20 pmol）	0.1 μL
引物 2（20 pmol）	0.1 μL
模板 RNA	2 μL

3. 反应条件（见表 3 - 8 - 3）

表 3 - 8 - 3　蜱传脑炎病毒 RT - PCR 检测反应条件

反应步骤	反应温度	反应时间	循环数
1	95 ℃	5 min	1
2	94 ℃	30 s	
3	55 ℃	30 s	从第 5 步返回第 3 步，
4	72 ℃	60 s	循环 32 次
5	72 ℃	10 min	1
6	4 ℃	∞	1

4. PCR 产物鉴定

用2%的琼脂糖凝胶分析扩增产物，扩增产物片段大小见表3-8-1。

参考文献

［1］ Song H，Wang H Y，Fu S H，et al. NS5 - Based phylogenetic analysis of flaviviruses associated primarily with encephalitis syndromes：development and application of a new molecular marker for rapid characterization of flaviviruses ［J］. Chin J Microbiol Immunol （In English），2004，2（3）：173 - 179.

（王环宇　陈新文　石正丽　刘新凤）

第四部分

脑炎脑膜炎症候群主要寄生虫病原体检测技术

第一章　寄生虫检测总体策略

一、检测流程

（一）血样本（见图 4－1－1）

脑炎脑膜炎症候群的寄生虫检测涉及血样本包括血清、全血和滤纸血样本。

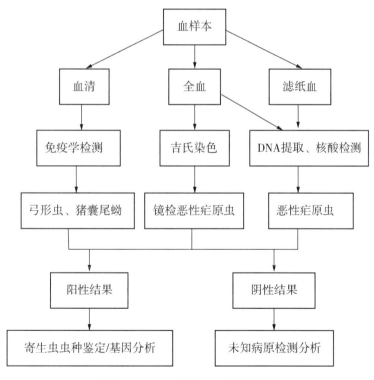

图 4－1－1　血样本寄生虫检测流程

（二）脑脊液（痰液）样本（见图4-1-2）

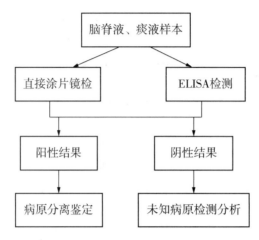

图4-1-2　脑脊液样本寄生虫检测流程

（三）粪便样本（见图4-1-3）

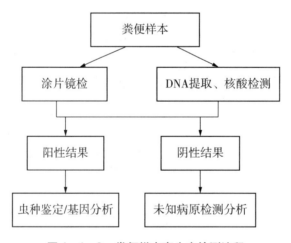

图4-1-3　粪便样本寄生虫检测流程

二、血样本处理

（1）患者有恶性疟临床症状和流行病学暴露史，初诊时采集外周静脉血或耳垂血或手指血，制作血涂片，经吉氏染色，镜检恶性疟原虫。

（2）用滤纸血或全血提取DNA，再用巢式PCR法检测恶性疟原虫。

（3）分离血清，分装入3个冻存管，其中1管用于弓形虫和猪囊尾蚴等免疫学检测，剩余样本置-70℃冰箱中保存，避免反复冻融。

三、检测方法

（一）核酸检测

脑炎脑膜炎症候群寄生虫核酸检测对象为恶性疟原虫。

1. 核酸提取

（1）全血。在耳垂或手指采血或采静脉血 40 μL，加 EDTA 抗凝，于 -20℃ 保存。核酸提取按试剂盒说明书进行。

（2）滤纸血。从患者指尖取一滴血（约 100 μL），滴于经无菌处理的 Whatman 903 滤纸上（干血滴直径约 1 cm），每位患者采集 2 份滤纸血，待充分干燥后（避免阳光直射），置于塑料自封袋中，每份样本放入 1 个自封袋中，并加入干燥剂，于室温或 4℃ 保存。

核酸提取后分装 3 份，分别用于核酸检测、复核和备份，于 -70 ℃ 冰箱内保存，便于后续研究和抽样检测等。

2. 核酸检测

巢式 PCR 检测程序参见后文特定案例的检测。

3. 质量控制

每次核酸提取和检测过程必须设立对照，至少 24 个样本中设立阴性和阳性对照各一份。可以我国现场分离培养成功的 FCC1/HN 株为阳性对照。

4. 结果的确认和记录

样本经上述巢式 PCR 扩增，出现目的条带即可判断为检测结果阳性；必要时进行核苷酸序列测定验证，确保检测结果的准确性。

（二）免疫学检测

脑炎脑膜炎症候群寄生虫免疫学检测包括猪囊尾蚴和弓形虫。采用 ELISA 检测患者血清中的 IgG 和 IgM。具体方法参见后文特定案例的检测。

（三）形态学检测

用粪便生理盐水涂片或加藤厚涂片镜检猪带绦虫、卫氏并殖吸虫虫卵。具体方法参见后文特定案例的检测。

四、场地、人员和设备要求

（一）实验室要求

寄生虫样本病原检查一般在常规实验室即可进行操作，不同检查方法需要按照实验室要求在不同的工作区进行。核酸检测实验室应严格分区，以防污染，分区包括：试剂准备和储存区、样本处理区、PCR 扩增区及产物分析区。

（二）操作人员要求

检测人员需经过实验室生物安全培训与考核，以及特种设备培训，并取得上岗资质证明方可进行操作。根据实验内容选择适当的人员防护装备。

（三）设备和耗材要求

病原检测涉及的设备应处于正常工作状态，其中生物安全柜、高压蒸汽灭菌器等生物安全相关设备需通过年检。涉及临床样本分装、存储等操作的容器、吸头和移液管等需经灭菌处理。

（沈玉娟　曹建平）

第二章　恶性疟原虫

第一节　基本特征

一、病原学特征

疟原虫是一类单细胞、寄生性的原生动物，属于顶端复合门，孢子虫纲，血孢子虫亚目，疟原虫科，疟原虫属。疟原虫感染导致人疟疾。寄生人体的疟原虫共有5种，即恶性疟原虫、间日疟原虫、三日疟原虫、卵形疟原虫和诺氏疟原虫，分别引起恶性疟、间日疟、三日疟、卵形疟和诺氏疟。通常以恶性疟原虫致病最为严重，其导致的重症疟疾可引起患者死亡。疟原虫的生活史基本相同，需人或动物和雌性按蚊两个宿主。在人体内，疟原虫先后在肝细胞和红细胞内进行无性的裂体增殖，形成配子体。当雌性按蚊叮咬人体吸入配子体后，疟原虫完成配子生殖（属于有性生殖），随后开始孢子增殖。而后，携带疟原虫的按蚊通过叮咬人而传播，引起疟疾寒热往来反复发作[1]，俗称"打摆子"。

二、临床表现

疟疾临床表现特点为周期性寒战、发热、出汗退热。贫血是疟疾常见症状，脾肿大多见于慢性疟原虫感染者。患者感染因疟原虫种、株，以及感染度和个人免疫状态等差异，临床表现轻重不一。

恶性疟常以畏寒、发热、头痛为首发症状，并发症多，若不及时治疗，可危及生命，尤其是重症疟疾。其中脑型疟是重症疟疾中一种常见且严重的中枢神经系统并发症，病死率为15%～20%。昏迷为主要症状，并常伴有剧烈头痛、烦躁不安、抽搐等。以儿童，特别是幼儿及无免疫力的患者多见，预后凶险，治疗不当常致死。此外，呼吸窘迫综合征、代谢性酸中毒、贫血、低血糖、高原虫血症、肾功能不全或循环衰竭等临床表现和并发症应及时甄别和恰当处置。

三、流行病学特征

疟疾是对人类健康威胁最为严重的三大传染病之一，在非洲、拉丁美洲和东南亚地区是重要的公共卫生问题。据世界卫生组织统计，世界上仍有90多个国家为疟疾流行区，全球仍有1.2亿疟疾患者，带虫者约近3亿。全球每年发患者数达2亿～3亿人，年死亡人数达40万～100万人，其中80%以上的病例发生在非洲[2]。

疟疾的流行受自然和社会因素的影响，主要包括媒介种类、地理位置、流动人口、疟疾防治能力、居民生活水平和生活习惯，以及城市化建设等，其中媒介种类是最重要的影响因素。此外，随着全球化进程不断提高，人口流动不断增加，往返于疟疾流行区工作、旅行人数也逐年增长，使得患疟疾的机会增加，同时，该群体亦可能成为其他具有疟疾传播能力地区的传染源，必须得到充分重视。

人体在感染疟原虫后可产生部分获得性免疫。流行病学研究显示，生活在疫区内、外的人群对疟疾的抵抗力有显著差异。就疟疾发病率而言，生活在流行区的青年和成年人明显低于生活在非流行区的人群，不少人长年处于无临床症状的带虫状态。

参考文献

[1] Coatney G R, Collins W E, Warren M, et al. 22 *Plasmodium falciparum*（Welch, 1897）//The primate malarias [M]. CDC: Division of Parasitic Disease, 1971.
[2] WHO. World Malaria Report 2015 [M]. Geneva: World Health Organiza-tion, 2015.
[3] 卫生部疾病预防控制局. 疟疾防治手册 [M]. 第3版. 北京：人民卫生出版社, 2007.

（尹建海　曹建平）

第二节　检测技术

一、形态学检测

（一）采血

（1）取一张洁净载玻片做好样本标记。

（2）采血部位通常是在手指末端（无名指），也可选择耳垂，婴儿可从拇指或足跟取血。

（3）用75%乙醇消毒取血部位，以一次性采血针迅速刺入取血部位1～2 mm，然后用左手大拇指、食指和右手中指协同挤出血滴。

（4）用消毒干棉球擦去第一滴血，迅速用玻片蘸取血滴。至少够涂制两张血片，每张血片包括一张厚血膜和一张薄血膜。

（二）厚薄血膜制作

疟原虫检查多用厚血膜或薄血膜法。前者取血量较多，红细胞集中，在原虫数量较少时易于发现，但因制片时血细胞相互挤压，原虫皱缩变形，缺乏经验者较难辨认。后者取血量少，涂面大，原虫分散，但原虫形态结构清楚，易于鉴别虫种。故厚血膜和薄血膜可在同一张载玻片上制作，以便比较观察。厚薄血膜之间可用蜡笔画线分开，以免厚血膜溶血时影响薄血膜，或甲醇固定薄血膜时影响厚血膜。血膜制作完毕后应贴上标签并编号。

1. 厚血膜的制作

（1）厚血膜血量约为 4～5 μL（火柴头大小），用载玻片沾血滴，若为静脉血则滴一小滴血于洁净的载玻片上。

（2）用另一载玻片的一角使血滴与平置的载玻片接触，再由里向外一个方向旋 2～4 圈，涂制成直径约 0.8～1.0 cm 的圆形厚血膜。

（3）厚度要求：以透过厚血膜刚刚能够看到报纸上的字体为宜。

（4）将载玻片平放，自然干透。

注意：厚血膜不能用甲醇固定，也不能加热固定；采血时用乙醇对手进行消毒后也应等待乙醇干后再采血。染色需待血膜干燥后进行。

2. 薄血膜制作

（1）取洁净的载玻片，在靠近标记端滴一小滴血。

（2）取另一张载玻片（推片），让其一端于中部刮取血液 1.0～2.0 μL（小米粒大小）。

（3）血液在载玻片与推片之间向两侧展开，随即将推片与载玻片保持 25°～35° 角，从右向左迅速推成舌状薄血膜（见图 4-2-1）。

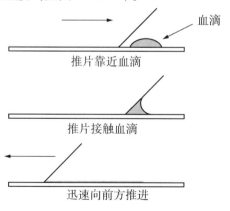

推片靠近血滴

推片接触血滴

迅速向前方推进

图 4-2-1　血膜制作示例

（三）血片染色（吉氏染色）

1. 薄血膜固定

将涂片的血膜面向上，厚血膜在上端，略倾斜放置，待血膜干燥后用小玻棒蘸甲醇在薄血膜上轻轻抹过以固定薄血膜。

2. 染色用水和冲洗用水配制

常用中性蒸馏水或经煮沸过滤的冷开水，或用 pH 为 7.0 ~ 7.2 的磷酸盐缓冲液（PBS）。

3. 染色

薄血膜经甲醇固定干燥后，将血片平放，用 pH 为 7.0 ~ 7.2 的 PBS 或蒸馏水将吉氏原液稀释（原液须临用时稀释，随配随用），染色 20 ~ 30 min，晾干镜检。

4. 厚血膜溶血染色

血膜放置时间在夏天不宜超过 2 天，冬天不宜超过 3 天，未染色血片在染色之前，须在厚上用清水进行溶血，待血膜全部溶解后倒掉，用吉氏染液染色，清水漂洗干净，染色 20 ~ 30 min，晾干镜检。

（四）恶性疟原虫鉴别要点

红细胞不涨大；环状体纤细，常有多重感染，环状体内可有 2 个核；环状体可贴在红细胞边缘；除环状体、配子体外，少见其他发育期；配子体呈新月形或腊肠形；偶有成熟裂殖体，约含 16 ~ 32 个裂殖子，排列不规则；可出现茂氏点。

（五）注意事项

（1）载玻片必须清洁无油污，理想的薄血膜是一层血细胞均匀分布不重叠、无裂缝、无皱折和空泡，血膜末端呈舌状。

（2）血片制作场所要保持清洁，以免尘埃沾污血膜，防止苍蝇等舔食血膜。

（3）制成的血片在未干前不能倾斜放置，待其自然干燥，不要加热，加热会使原虫变形，影响镜检结果。

（4）固定薄血膜时不要将甲醇触碰到厚血膜。

（5）放置 3 天以上的血片，染色前先用清水滴加在厚血膜上溶血。

（6）血膜在制备后应尽量能在当天染色，一般夏天不超过 48 h，冬天也不能超过 72 h，放置时间越久，厚血膜越不易脱血，染色效果也差。

二、核酸检测

（一）血样采集及模板 DNA 制备

滤纸血采集不少于 100 μL，每个病例的滤纸血干燥后单独密封，常温或 4 ℃ 保存，全血采集 40 μL。滤纸血需进行前处理：①剪下边长约为 3 mm 带有干血的滤纸放入 1.5 mL 离心管内；②加入 1 mL PBS；③室温静置 10 min，14 000 r/min 离心 2 min，弃上清；④加入 1 mL PBS，室温静置 10 min，14 000 r/min 离心 2 min。然后按照试剂盒提取疟原虫 DNA，具体操作过程及所需要的仪器设备详见试剂盒说明书。

（二）引物合成

根据疟原虫 *SSU* rRNA 基因序列，设计特异性引物（见表 4 - 2 - 1）。

表 4 - 2 - 1　疟原虫 PCR 检测引物序列

PCR 反应及 疟原虫种类	引物方向	引物序列（5′→3′）	扩增片段大小 （bp）
第一轮 （属特异性引物）	上游	CCTGTTGTTGCCTTAAACTTC	1 200
	下游	TTAAAATTGTTGCAGTTAAAACG	
第二轮 （种特异性引物） 恶性疟原虫	上游	TTAAACTGGTTTGGGAAAACCAAATATATT	205
	下游	ACACAATGAACTCAATCATGACTACCCGTC	
间日疟原虫	上游	CGCTTCTAGCTTAATCC ACATAACTGATAC	120
	下游	ACTTCCAAGCCGAAGCAAAGAAAGTCCTTA	
三日疟原虫	上游	ATAACATAGTTGTACGTTAAGAATAACCGC	141
	下游	AAAATTCCCATGCATAAAAAATTATACAAA	
卵形疟原虫	上游	ATCTCTTTTGCTATTTTTTAGTATTGGAGA	800
	下游	GGAAAGGACACATTAATTGTATCC TAGTG	

（三）巢式 PCR 检测

第一轮反应体系见表 4 - 2 - 2。

表 4 - 2 - 2　疟原虫巢式 PCR 检测反应体系（第一轮，20 μL）

体系组分	体积（μL）
ddH$_2$O	10.1
10 × PCR 反应缓冲液	2.0
MgCl2（25 μmol/L）	2.0
dNTPs（10 μmol/L）	0.4
引物 1（10 μmol/L）	1.0
引物 2（10 μmol/L）	1.0
Taq DNA 聚合酶	0.5
模板 DNA	3.0

第一轮反应条件见表 4 - 2 - 3。

表 4 - 2 - 3　疟原虫巢式 PCR 检测反应条件（第一轮）

反应步骤	反应温度	反应时间	循环数
1	94 ℃	3 min	1
2	94 ℃	30 s	
3	58 ℃	30 s	从第 4 步返回第 2 步，循环 35 次
4	72 ℃	60 s	
5	72 ℃	5 min	1
6	4 ℃	∞	1

第二轮反应体系见表 4 - 2 - 4。

表 4 - 2 - 4   疟原虫巢式 PCR 检测反应体系 (第二轮, 20 μL)

体系组分	体积 (μL)
ddH$_2$O	11.1
10×PCR 反应缓冲液	2.0
MgCl$_2$ (25 μmol/L)	2.0
dNTPs (10 μmol/L)	0.4
引物 1 (10 μmol/L)	1.0
引物 2 (10 μmol/L)	1.0
Taq DNA 聚合酶	0.5
第一轮 PCR 产物	2.0

第二轮反应条件见表 4 - 2 - 5。

表 4 - 2 - 5   单增李斯特菌 PCR 检测反应条件 (第二轮)

反应步骤	反应温度	反应时间	循环数
1	94 ℃	3 min	1
2	94 ℃	30 s	
3	58 ℃	30 s	从第 4 步返回第 2 步, 循环 34 次
4	72 ℃	60 s	
5	72 ℃	5 min	1
6	4 ℃	∞	1

第二轮扩增时, 4 对核苷酸引物分别在 4 个含同样模板 DNA 的反应管内使用, 以检测是否能扩增出 4 种疟原虫 (恶性疟原虫、间日疟原虫、三日疟原虫和卵形疟原虫) 的特异性 DNA 序列。反应条件除了引物和模板不同, 其他和第一轮反应一样。第二轮反应的扩增产物的凝胶电泳如图所示 (图中 F, V, M, O 和 H 分别代表恶性疟原虫、间日疟原虫、三日疟原虫、卵形疟原虫和健康人样本)。

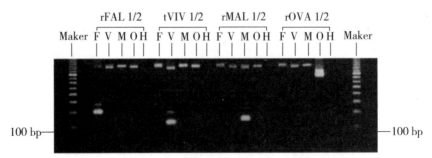

图 4 - 2 - 2   扩增产物凝胶电泳图谱

（四）电泳鉴定 PCR 产物

（1）配制 1×TAE 电泳缓冲液，将 50×储存液稀释至 1×工作液。

（2）制备凝胶：将电泳缓冲液和电泳级琼脂糖按一定比例（一般为质量体积比 2%）混匀、加热，冷却至 55 ℃，加入终浓度为 0.5 μg/mL 的溴化乙啶（ethidium bromide，EB），混匀后倒板，插上样品梳。

（3）待凝胶凝固后，拔出样品梳，放入盛有足量 TAE 电泳缓冲液的电泳槽内缓冲液高出凝胶表面 1 mm。

（4）取 5 μL PCR 产物，与 6×加样缓冲液混匀，加样，同时加入适当的 DNA 标志物（DNA Marker）。

（5）接通电极，电压 80～120 V，1 h；将电泳后的琼脂凝胶及时放入凝胶成像系统中拍照记录（见图 4-2-2）。

（尹建海　沈玉娟）

第三章　猪囊尾蚴

第一节　基本特征

一、病原学特征

猪囊尾蚴（*Cysticercus cellulosae*）是猪带绦虫（*Taenia solium*）的幼虫，又称猪带绦虫囊尾蚴，主要寄生在人和猪的横纹肌、皮下、脑和眼，以及心脏、舌肌、口腔黏膜下、肝、肺、乳房和脊髓等，引起囊尾蚴病（cysticercosis cellulosae，俗称囊虫病）。主要引起脑囊尾蚴病、眼囊尾蚴病和皮肌型囊尾蚴病，以脑囊尾蚴病最为严重。猪囊尾蚴俗称囊虫（bladder worm），属于扁形动物门、带科、带属，绦虫纲。囊尾蚴为白色透明的囊泡，多呈卵圆形，大小为（8～10）mm×5 mm，囊壁薄，充满囊液，里面有一米粒大的白点，为向内翻卷的头节。头节有 4 个吸盘、顶突和小钩，有时可见畸形头节，吸盘 2～7 个，具双顶突，小钩数目变化很大。囊尾蚴的大小、形状因寄生部位、营养条件和组织反应差异而不同。

猪带绦虫生活史复杂，成虫主要寄生于人，幼虫主要感染猪，也可感染人。猪是主要的中间宿主，人既是终末宿主也是中间宿主。猪带绦虫的虫卵被中间宿主摄入后，于十二指肠内在胃蛋白酶和胰酶的作用下胚膜层解聚，经胆盐作用，六钩蚴于 24～72 h 破膜逸出，1～2 天钻入肠壁，经血液或淋巴液散布到各部位，进入六钩蚴后发育。六钩蚴中央形成空腔，形成一充满液体的囊泡，20 天后囊壁上出现凹陷，2～3 月形成头节，随后 9～10 周发育为囊尾蚴。人多因吃生的或未煮熟的含囊尾蚴的猪肉（俗称"米猪肉"）而被感染。囊尾蚴进入胃后囊壁很快被消化，至小肠后经肠液及胆汁作用后头节翻出，靠其吸盘和小钩固着于十二指肠和空肠的肠壁上，头节深埋于肠黏膜内，颈节不断地产生节片，形成链体。囊尾蚴发育成猪带绦虫一般需 8～12 周。

二、临床表现

囊尾蚴病的临床表现视囊尾蚴寄生的部位、数量、时间、局部组织的反应及人的免疫状态等不同临床表现差异较大，从无症状到猝死。潜伏期 1 个月到 5 年居多，最长可达 30 年。临床可分为：皮肌型、脑型、眼型、其他型（心肌和脊髓等）和混合型。其中以寄生于脑组织的脑囊尾蚴病发病率颇高,约占囊尾蚴病的60%～80%。作为中枢神经系统寄生虫病中最为常见的疾病,脑囊尾蚴病的危害极其严重。脑囊尾蚴病多见于脑膜、大脑皮质或皮髓质交界处,也可见于脑室,偶见于椎管内,临床表现开始为非特异性症状,如头昏、头晕、乏力等,继而表现为头痛、呕吐、抽搐、颅内压增高、视力损害等,首发症状以癫痫多见,占脑囊尾蚴病的80%以上。也可表现为四肢无力、走路不稳等症状,重者可偏瘫。脑膜脑炎型约占脑囊尾蚴病的10%,一些无囊尾蚴病史又无皮下结节的患者容易与脑肿瘤、脑脓肿、脑血管病等疾病混淆,易导致误诊。绝大多数脑囊尾蚴病患者伴有脑外表现,最常见的为皮肤和肌肉囊尾蚴病,约有90%的脑囊尾蚴病患者存在皮下囊尾蚴结节。

眼囊尾蚴病,占囊尾蚴病的2%以下,多为单眼受累,可寄生于眼的任何部位,多见于玻璃体内(50%～60%),其次为视网膜下(28%～45%),也可寄生在结膜下、眼前房、眼眶内、眼帘及眼肌等。虫体可在眼内存活1～2年,导致患眼失明、眼外肌麻痹、复视、视网膜变性、视乳头水肿或萎缩。

三、流行病学特征

囊尾蚴病流行范围甚广,呈世界性分布,除因宗教信仰而禁食猪肉的国家和民族外,世界各地均有本病发生。以发展中国家较为多见,尤以非洲、东欧、拉丁美洲和南亚地区发病率较高。囊尾蚴病的感染方式一般可分为内源性自身感染、外源性自身感染和外源性异体感染,通常前者引起的囊尾蚴病由于感染数量多而更加严重。猪主要是因食入含猪带绦虫虫卵的粪便而感染,而人的感染主要有摄入被猪带绦虫虫卵污染的食物和猪带绦虫患者的自体感染两种方式。因此,囊尾蚴病的传播和流行与居民缺乏防病知识和不良的饮食习惯及粪便管理、猪的饲养方式不当有关。一般本病发生于偏远经济欠发达地区,常常是由于人无厕所、猪无圈或者人的厕所与猪圈相连(或连茅圈)所致。

有数据显示,除了北非伊斯兰国家,囊尾蚴病在整个非洲地区都有流行。撒哈拉以南一些非洲国家人囊尾蚴病血清学流行情况为:布基纳法索10.3%,喀麦隆0.7%～4.6%,中非2.4%,刚果21.6%,莫桑比克15%～21%,南非0.7%～21.4%,赞比亚5.8%。肯尼亚2.4%[1]。不利的卫生条件,如很少使用或不使用茅厕在非洲养猪的农村地区非常普遍,在喀麦隆北部地区农村养猪的人家40%没有厕所,80%养猪者及其家人在开放地排便。造成猪带绦虫病携带者散布虫卵,污染土壤、水、蔬菜和其他食物,引起囊尾蚴病的普遍流行。西非和中非国家90%的猪是采用自由放养和半集约式养殖方式,易接触到人粪便,在猪带绦虫感染循环中起重要作用。养猪数量最多的南非,囊尾蚴病感染风险高。据报道,囊尾蚴病是造成人获得性癫痫的主要原因,且造成严重的公共卫生问题、加重流行区经济负担。在美国,2%癫痫急症患者由该病引起。据估计美国每100 000人中有0.2～0.6例囊尾蚴病病例,脑囊尾蚴病仍然是美国人过早死亡的原因之一[2,3]。在拉丁美洲、亚洲采用抗绦虫药物和健康教育大规模消除囊尾蚴病计划的失败,说明在自由放养猪的环境下很难消除囊尾蚴病[4]。

囊尾蚴病一直是我国重点防治的寄生虫病之一。多见于黑龙江、吉林、辽宁、内蒙古、山西、甘肃、宁夏、青海、河南、河北、山东、安徽、湖北、广西、广东、云南、四川和海南等省、自治区。据2004年全国人体重要寄生虫病调查报告结果[5]，囊尾蚴病感染血清学阳性率为0.58%。其中山西最高（3.35%），其次为福建（1.96%）。除北京、天津、江苏、浙江、湖南和重庆无血清阳性者外，其余26省、自治区、直辖市均有阳性者。女性（0.60%）略高于男性（0.30%）；以白族最高（2.66%），其次为苗族（1.05%）。调查还表明，囊尾蚴病的感染范围正在逐步扩大，某些省份的感染程度呈急剧上升趋势。低感染率的省份从1992年的8个减少到2004年的6个；全国平均感染率从1992年的0.01%上升到2004年的0.58%。同时呈现出新的特点：①就诊患者中来自城市的患者比例增多，城乡患病率差别正在缩小；②患病者呈现出职业分布特点，聚餐或在餐馆就餐机会多的干部、教师和工人患病率超过机会少的农民、学生和儿童；③儿童患者有上升的趋势，据报道，吉林0~15岁儿童病例数占总病例数的比例，由1984—1990年的4.21%上升到1991—1996年的10.71%，2001年达到13.20%；④流行区域扩大，由相对集中到相对分散分布。

参考文献

[1] Geerts S, Zoli A, Nguekam J P, et al. The taeniasis – cysticercosis complex in West and Central Africa [J]. Se Asian J Trop Med, 2004, 35：262 – 265.

[2] Serpa J A, White A C. Neurocysticercosis in the United States [J]. Pathog Glob Health, 2012, 106 (5)：256 – 260.

[3] Cantey P T, Coyle C M, Sorvillo F J, et al. Neglected parasitic infections in the United States：cysticercosis [J]. Am J Trop Med Hyg, 2014, 90 (5)：805 – 809.

[4] Assana E, Lightowlers M W, Zoli André P, et al. *Taenia solium* taeniosis/cysticercosis in Africa：risk factors, epidemiology and prospects for control using vaccination [J]. Vet Parasitol, 2013, 195 (1 – 2)：14 – 23.

[5] 全国人体重要寄生虫病现状调查办公室. 全国人体重要寄生虫病现状调查报告 [J]. 中国寄生虫学与寄生虫病杂志, 2005, 23 (5)：332 – 339.

（沈玉娟　曹建平）

第二节　检测技术

猪囊尾蚴血清学检测包括待检血清样本IgM及IgG检测，具体操作步骤参照试剂盒说明书进行。

（沈玉娟）

第四章　弓　形　虫

第一节　基　本　特　征

一、病原学特征

弓形虫（*Toxoplasma gondii*）属于孢子虫纲、真球虫目、弓形虫科。1908 年法国学者 Nicolle 在北刚地梳趾鼠（*Ctenodactylus gondii*）的肝脾单核细胞内发现。因其虫体呈弓形，故命名为刚地弓形虫，也称为弓浆虫，是弓形虫病（toxoplasmosis）的病原体。

弓形虫宿主广泛，终宿主为一些猫科动物（包括家猫）。受感染的猫的排泄物中含有弓形虫卵囊，中间宿主（鸟类和啮齿类等）摄入后引起感染。弓形虫能够感染几乎所有哺乳动物和一些鸟类。

弓形虫是专性细胞内寄生原虫，在人及其他中间宿主体内呈现速殖子与缓殖子两种形态，缓殖子在机体组织内形成包囊可维持长期隐形感染。人体的获得性感染主要是摄入了含有包囊或卵囊的食物或水。

二、临床表现

弓形虫是一种机会性致病原虫，感染后临床表现复杂多样，虫体可经淋巴进入血液进而扩散到各组织器官。初期症状多为发热、无力、淋巴结肿大、中枢神经系统疾病等。

成年人感染弓形虫后通过自体免疫系统可以抑制感染的发展，常表现为隐性感染。而免疫缺陷人群（如婴儿、器官移植、恶性肿瘤、艾滋病患者等）感染弓形虫可引起严重疾病，危害极大。孕妇初次感染可导致流产、胎儿畸形或死胎。获得性弓形虫感染在免疫缺陷的人群可以导致发脑炎、脉络膜视网膜炎、肺炎，甚至导致死亡。弓形虫脑炎、脑膜脑炎的发病率占获得性弓形虫病的 10.7%～11.4%[1]。免疫缺陷和免疫抑制患者合并感染弓形虫也可导致脑炎发生，如艾滋病患者中约 10%～30% 并发弓形虫脑炎。弓形虫脑病主要表现为弥漫性脑炎、脑膜脑炎、脑膜炎、癫痫发作和神经异常等。

弓形虫慢性中枢神经系统的感染可以改变人和动物的行为和认知功能，在免疫功能不全的人群中可造成癫痫、精神分裂症等[2-3]。

三、流行病学特征

弓形虫病是一种人兽共患寄生虫病，宿主广泛，呈世界性分布。动物感染率可达10%～50%。人类对弓形虫普遍易感，血清学调查显示，人弓形虫抗体阳性率为25%～50%，个别地区高达90%，全世界有1/3左右的人呈隐性感染，且男性与女性的弓形虫感染率无显著差异。

弓形虫病与气候、地理等自然条件关系不大，但常与生活习惯、生活条件、接触猫科动物及其来源产品因素有关。赵玉强等2004年在山东省的血凝实验调查显示从事接触动物职业的人群弓形虫感染率平均为8.67%，其中养猫同时养狗者弓形虫感染率最高（20.0%），且随着接触动物的时间增长弓形虫感染率有明显增高[4]。近年来，饲养宠物的人数逐年增加，弓形虫感染者的数量也呈上升趋势。

弓形虫已知的传播途径主要有：①经食物传播，如食用未熟的受污染的肉类等；②经动物传播，如接触受感染的动物（尤其是家猫）的过程中弓形虫卵囊被人体摄入；③母婴传播；④其他偶然原因，如输血、器官移植等。

弓形虫病目前尚无十分理想的药物。乙胺嘧啶、磺胺类药物，如复方新诺明对增殖期弓形虫有抑制作用，孕妇可服用螺旋霉素。该病防治的关键应注意人与动物之间的粪—口传播。养成良好卫生习惯，勤洗手，不食生肉，宠物定期驱虫。注意避免高危人群与传染源的接触，如孕妇与带虫的宠物猫接触等。临床上有原因不明的脑炎等症状的患者应考虑弓形虫感染的可能性。

参考文献

［1］Weiss L M, Dubey J P. Toxoplasmosis: a history of clinical observations［J］. Int J Parasitol, 2009, 39（8）: 895 - 901.

［2］Palmer B S. Meta - analysis of three case controlled studies and an ecological study into the link between cryptogenic epilepsy and chronic toxoplasmosis infection［J］. Seizure, 2007, 16（8）: 657 - 663.

［3］Mortensen P B, Nrgaard - Pedersen B, Waltoft B L, et al. Early infections of Toxoplasma gondii and the later development of schizophrenia［J］. Schizophrenia Bull, 2007, 33（3）: 741 - 744.

［4］赵玉强，郑雅梅，闫歌，等. 山东地区饲养动物与接触动物职业者弓形虫感染调查［J］. 中国热带医学, 2004, 1（1）: 69 - 70.

（王燕娟　曹建平）

第二节　检 测 技 术

弓形虫血清学检测包括待检血清样本 IgG 和 IgM 检测，具体操作步骤参照实验盒说明书进行。

（王燕娟）

第五章　卫氏并殖吸虫

第一节　基本特征

一、病原学特征

卫氏并殖吸虫隶属于吸虫纲的并殖吸虫属，雌雄同体寄生于肺脏，俗称肺吸虫。成虫虫体肥厚，背侧稍隆起，腹面扁平。活体红褐色，半透明，不停做伸缩运动，体型不断变化。固定标本呈椭圆形，体长 7.5 ～ 12.0 mm，宽 4.0 ～ 6.0 mm，厚 3.5 ～ 5.0 mm，宽长之比约 1∶2。虫体体表布满单生的、分散排列的体棘，偶尔可见簇生及混生者。虫卵金黄色，椭圆形，大小为（80.0 ～ 118.0）μm×（48.0 ～ 60.0）μm，最宽处多近卵盖一端。卵盖大，常略倾斜，也有缺者。卵内含 1 个卵细胞和 10 多个卵黄细胞。卵细胞常位于正中央，从虫体排出时，卵细胞尚未分裂。囊蚴圆球形或椭圆形，大小为（320.0 ～ 436.0）μm×（322.0 ～ 420.0）μm。乳白色，具内外两层囊壁，外层薄而易破，内层较厚。

卫氏并殖吸虫生活史需要终宿主和中间宿主[1]：终宿主为人和多种肉食类哺乳动物。第一中间宿主为淡水的螺类蟠科（Thiaridae）和黑贝科（Pleuroceridae）中的某些螺，第二中间宿主为淡水蟹或蝲蛄。成虫寄生于肺，因所形成的虫囊与支气管相通，虫卵可经气管排出或随痰吞咽后随粪便排出。卵入水中在 25 ～ 30 ℃环境经 15 ～ 20 天孵出毛蚴，主动侵入淡水螺，以无性生殖过程发育，经胞蚴、母雷蚴和子雷蚴无性增殖阶段，发育成具小球形尾的短尾蚴。成熟的尾蚴从螺体逸出，侵入淡水蟹或蝲蛄或随螺体一起被吞食进入第二中间宿主体内形成囊蚴。人或其他终宿主因食入含有活囊蚴的溪蟹、蝲蛄而感染。囊蚴进入终宿主消化道后，在消化液作用下，后尾蚴脱囊而出。约经 1 ～ 3 周徘徊后，由肝脏表面或直接从腹腔穿过膈肌进入胸腔而入肺，最后在肺中结囊产卵。自囊蚴进入终宿主到成熟产卵，一般需 2 个多月。成虫在宿主体内一般可活 5 ～ 6 年，长者可达 20 年。

二、临床表现

卫氏并殖吸虫病是由卫氏并殖吸虫感染引起的急性或慢性的地方性寄生虫病。人因食未熟的含有囊蚴的蝲蛄或溪蟹而感染。虫体主要寄生于肺部，以咳嗽、咳棕红色痰为主要表现，也可寄生于多种组织器官，如脑、脊髓、胃肠道、腹腔和皮下组织等，产生相应症状。早期症状为发热、低热或弛张热，持续数周，乏力、盗汗、食欲不振，反复荨麻疹。症状以虫体在胸腔内移行的途径及病变部位不同而异。初期发生胸膜炎出现咳嗽、胸闷及上腹痛、病变接近肺门或支气管者可见剧咳、痰中带血，后期痰变为铁锈色或褐色。部分患者出现胸腔积液胸水呈草绿色或血性。肺内病变呈炎性反应，中性粒细胞和嗜酸性粒细胞浸润，肺组织被破坏，形成脓肿和囊肿，周围有纤维包膜，囊内含胆固醇结晶、夏科雷登结晶、虫卵等。囊内多数只有 1 个成虫，一处形成囊肿，移行至另一处，再构成新的囊肿，旧病灶空洞可闭合，纤维化、钙化痊愈。当人吞食了含有活囊蚴的甲壳类动物（溪蟹或蝲蛄等），囊蚴进入十二指肠，1 h 后脱囊，幼虫逸出，分泌酸性、碱性物质破坏组织、穿过肠壁进入腹腔，逐渐增长、发育、侵入肺脏、发育成成虫、产卵。也可穿入肝、肾、纵隔，至由纵隔经颈动脉管壁进入颅内形成脑型肺吸虫病，症状与寄生部位、是否及时治疗等有关，有的预后较差。成虫在脑内移行排卵，破坏脑组织，导致脑组织水肿、肉芽肿和脓肿或囊肿形成，甚至机化、钙化出现一系列的临床症状。脑膜型肺吸虫病患者的 CT 表现主要是：局限性脑膜增厚并异常强化，紧贴颅骨内板，接近钙化密度；蛛网膜下腔密度增高，或者脑沟异常强化，以颅底积聚强化为特征，为软膜型；脑内无实质病灶，水肿除外[2]。脑膜脑炎脑型并殖吸虫病主要临床症状为：表现畏寒、发热、头痛和脑膜刺激征，亦可出现病理反射，脑脊液呈炎性变化，嗜酸粒细胞大量增加，多见于病变早期[3]；头颅 MRI 可见窟穴状和隧道状损害，伴周边组织出血、水肿。其中癫痫、头痛、脑膜刺激征为主要特征，症状轻重不等，部分患者长达数年[4]。

三、流行病学特征

卫氏并殖吸虫病的流行取决于当地存在的储存宿主、转续宿主、第一中间宿主和第二中间宿主，以及居民有吃生或不熟蟹类的饮食习惯。分布广泛，主要流行于东南亚国家，包括我国、菲律宾、越南、泰国、印度、马来西亚和老挝，日本、朝鲜、韩国、俄罗斯、非洲和南美洲也有报道。我国除西藏、新疆、内蒙古、青海和宁夏外，其他省、市、自治区均有病例报道[5]。

患者、带虫者和储存宿主是本病传染源。储存（保虫）宿主包括家畜（如犬、猫）和一些野生肉食类动物（如虎、豹、狼、狐、豹猫、大灵猫、貉等）。在某些地区，如辽宁的宽甸县，犬是主要传染源。而在多数地区，野生动物是较重要的。这些病畜病兽在卫氏并殖吸虫病的流行病学上更为重要。而病兽在人、畜罕到的地区构成了自然疫源地。疫区有生吃或半生吃溪蟹、蝲蛄的习惯。在一些山区，吃溪蟹有生、腌、醉、烤、煮等方式。腌、醉并未能将蟹中囊蚴杀死；烤、煮往往时间不够未能将囊蚴全部杀死。东北地区的蝲蛄、蛄豆腐及蝲蛄酱，是山区居民的美食，并未能将囊蚴杀死，食物中含有大量活囊蚴，危险性大。此外，食具污染了活囊蚴，中间宿主死亡，囊蚴脱落水中污染水源也有可能导致感染。另外尾蚴感染犬也可获得成虫。近年来，报道了野猪、猪、兔、大鼠、鸡、棘腹蛙、鸟等多种动物可作为卫氏并殖吸虫的转续宿主，如生吃或半生吃这些转续宿主的肉，也可能被感染。

参考文献

[1] Attwood S W. Studies on the parasitology, phylogeography and the evolution of host - parasite interactions for the snail intermediate hosts of medically important trematode genera in Southeast Asia [J]. Adv Parasitol, 2010, 73: 405 - 440.

[2] Zhang X L, Wang Y, Wang G X, et al. Distribution and clinical features of Paragonimiasis skrjabini in Three Gorges Reservoir Region [J]. Parasitol Int, 2012, 61 (4): 654 - 659.

[3] 胡赟赟，曾丽莉，王瑛. 脑型并殖吸虫病 1 例 [J]. 中国寄生虫学与寄生虫病杂志，2008，26（5）：399.

[4] 李黎，王荣科，蒋朝东，等. 肺吸虫病 62 例临床分析 [J]. 寄生虫病与感染性疾病，2010，8（3）：166 - 168.

[5] Liu Q, Wei F, Liu W, et al. Paragonimiasis: an important food - borne zoonosis in China [J]. Trends Parasitol, 2008, 24 (7): 318 - 323.

（姜岩岩　沈玉娟）

第二节　检 测 技 术

一、标本采集

（一）痰液标本采集

用干净的容器收集清晨第一口新鲜痰液或 24 h 痰液（可用于浓集法）于容器内，加盖后在 2 h 内送检。

（二）血清采集

采静脉血 2～3 mL，分离血清，用于试剂盒 ELISA 或金标渗滤法检测抗体。

二、检测方法

（一）直接涂片法（痰液）

在洁净载玻片上先加 1～2 滴生理盐水，挑取痰液少许，最好选带铁锈色的痰，涂成痰膜，加盖玻片镜检。如未发现虫卵，但见有夏科 - 雷登晶体，提示可能是并殖吸虫患者，多次涂片检查为阴性者，可改用浓集法。

（二）直接粪便涂片法

在洁净载玻片上先加入 1～2 滴生理盐水，挑取粪便，涂成粪膜，加盖片镜检虫卵。

（三）浓集法（痰液）

收集 24 h 痰液置于玻璃杯中，加入等量 10% NaOH 溶液，用玻棒搅匀后，置于 37 ℃ 温箱内至痰液消化成稀液状。将其分装于数个离心管内，以 1 500 r/min 离心 5 ～ 10 min，弃上清液，取沉淀涂片检查并殖吸虫卵。

（四）ELISA 检测卫氏并殖吸虫抗体

血清样本中特异性抗体检测的具体操作步骤参照试剂盒说明书。

（五）金标渗滤法检测卫氏并殖吸虫抗体

血清样本中特异性抗体检测的具体操作步骤参照试剂盒说明书进行。

三、结果判断

在光镜下卫氏并殖吸虫卵呈金黄色，椭圆形，大小为（80 ～ 118）μm ×（48 ～ 60）μm，最宽处多近卵盖一端。卵盖大，常略倾斜，但也有缺盖者。卵内含 10 多个卵黄细胞。卵细胞常位于正中央，从虫体排出时，卵细胞尚未分裂。

四、检测流程

检测流程见图 4 – 5 – 1。

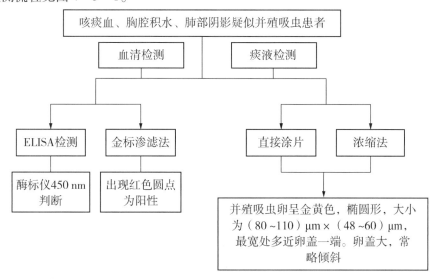

图 4 – 5 – 1　并殖吸虫检测流程

五、注意事项

（1）卫氏并殖吸虫检查可先用直接涂片法检查，如为阴性，改用浓集法集卵，以提高检出率。

（2）血清学检测应设立阳性和阴性对照，以提高判断结果的准确性。

（3）若疑似脑型卫氏并殖吸虫感染，可根据病情检测脑脊液中卫氏并殖吸虫抗体（方法同血清学）。

（4）因卫氏并殖吸虫感染者大多有周围血中嗜酸性粒细胞的增高，因此，同时应对周围血中的中嗜酸性粒细胞进行计数。

（姜岩岩　沈玉娟）

第六章　旋　毛　虫

第一节　基本特征

一、病原学特征

旋毛形线虫（*Trichinella spiralis*）简称旋毛虫，成虫和幼虫分别寄生于宿主的小肠和肌肉，是一种危害严重的食源性人兽共患寄生虫病，严重感染常能致人死亡。

旋毛虫成虫虫体微小，细线状，乳白色，表皮光滑，虫体后端稍粗。雄虫大小约（1.00～1.80）mm×（0.03～0.05）mm；雌虫为（2.50～3.50）mm×0.05mm。消化道咽管长约为虫体长的1/3～1/2，咽管后端背侧为杆状体，由数十个排列成串的单层圆盘状杆细胞组成。每个杆细胞内有核1个，位于中央；胞浆中含有糖原、线粒体、内质网及分泌型颗粒。两性成虫的生殖系统均为单管型。雄虫尾端具一对钟状交配附器，无交合刺，交配时泄殖腔可以翻出；雌虫卵巢位于体后部，输卵管短窄，子宫较长，其前段内含未分裂的卵细胞，后段则含幼虫，愈近阴道处的幼虫发育愈成熟，属于比较特殊的卵胎生生殖方式。

肠道新生幼虫侵入局部淋巴结和小静脉，随淋巴和血液循环到达全身各器官，但只有侵入横纹肌的虫体可以发育长大，旋毛虫囊包呈梭形，其纵轴与肌纤维平行，大小为（0.25～0.50）mm×（0.21～0.42）mm。一个囊包内通常含1～2条卷曲的幼虫，个别有6～7条。在旋毛虫发育过程中无外界的自由生活阶段，完成生活史必须依靠更换宿主。除人以外，许多哺乳动物，如猪、犬、鼠、猫、熊、狼、狐等均可作为该虫的宿主。

二、临床表现

人主要因生食或半生食含有旋毛虫幼虫囊包的猪肉而被感染，其临床表现多样，轻者无症状，重者可累及心、肺、肾脏及神经系统而致死亡。表现为发热伴眼睑或颜面浮肿、肌痛及指甲下半月形出血。神经精神症状表现复杂多样，中枢神经系统的病变有非化脓性脑膜炎和颅内压增高。不规则发热，体温可高达40～41℃，头痛、失眠、烦躁不安、多汗、谵语、神志模糊、行走困难。病情严重者表现有昏迷、抽搐、神志障碍、四肢麻痹并出现括约肌失禁等现象。当幼虫侵袭脑部时，可致中枢神经系统损害，并发非化脓性脑膜炎等中枢神经系统感染。脑旋毛虫病是由旋毛虫侵入脑组织引起全身强烈的中毒过敏反应和脑组织的局部炎症反应及坏死等一系列症状[1]。其他临床表现有消化道症状、过敏性皮炎、嗜酸性粒细胞增多等。

有研究死亡样本的尸检结果显示，脑膜及脑组织有充血、水肿、皮层与皮层下及脑底部可出现点状出血，镜下可见广泛的非特异性非化脓性脑膜脑炎，神经胶质及成纤维细胞增生，并有水肿和小量出血[2]。虽然目前对旋毛虫病诱发的非特异性非化脓性脑膜脑炎的发病机制并无明确结论，但是约有 25%～50% 的旋毛虫病患者在发病的早期即出现弥漫性脑膜炎和/或脑炎的征象，提示神经系统受损和其诱导的脑膜炎可能是导致旋毛虫病患者死亡的重要原因之一。有文献报道，旋毛虫病患者死亡病例中出现脑膜炎感染症状[3]。

三、流行病学特征

旋毛虫病呈全球性分布，尤其是欧洲及北美流行较为严重，国内旋毛虫病呈现局部与暴发感染流行的特点[4]。自 1964 年我国在西藏林芝首次发现人体旋毛虫病以来，西南地区的云南、四川、广西，中部的河南和湖北，以及东北的辽宁、吉林、黑龙江等省（区）暴发多起。近年来，云南、四川、西藏、广西等少数民族聚居省份旋毛虫病暴发时有发生[5]，对少数民族地区群众的身体健康威胁较大。

旋毛虫病呈现明显的局部与暴发感染流行的特点，与地域性的风俗习惯有关。在不同省区发病因素中，比较突出的均为人群生食与半生食猪肉所致，少数为生食熊肉、野猪肉、犬肉、羊肉、牛肉、麂肉、鼠肉发病。

为控制旋毛虫病流行，应加强卫生宣传和健康教育，改变吃生肉或半生肉的习俗，提倡熟食，在"One Health"的理念下，医疗卫生部门应与兽医等部门联合，加强生猪饲养管理、加强对肉类检验检疫，从而达到控制旋毛虫病暴发流行的目的。

参考文献

[1] 石淑仙. 脑旋毛虫病的诊断与治疗 [J]. 临床内科杂志，2001，18（4）：250 – 251.
[2] 柳丹，黄松如. 旋毛虫感染所引起的中枢神经系统损害 [J]. 中国寄生虫病防治杂志，1993，3：212 – 214.
[3] 刘翔，杨利萍，白桦，等. 云南地区旋毛虫病致死 9 例的分布及病理学特点分析 [J]. 法医学杂志，2013，1：28 – 30.
[4] 李雍龙，管晓虹. 人体寄生虫学 [M]. 北京：人民卫生出版社，2009.
[5] 郑德福，肖宁，冯萍，等. 1964 – 2011 年中国大陆人体旋毛虫病流行分析 [J]. 寄生虫病与感染性疾病，2011，3：119 – 125.

（王燕娟　曹建平）

第二节　检　测　技　术

一、标本的采集

（一）血清的采集

静脉采血 2～3 mL，分离血清，用商品化的 ELISA 试剂盒检测血清中的特异抗体，具体操作步骤参照试剂盒说明书进行。

（二）肌肉活检

旋毛虫肌肉活检组织一般取自腓肠肌或肱或股二头肌，米粒大小，置载玻片上压片镜检，也可经组织固定后作切片染色检查。

二、检测流程

检测流程见图 4－6－1。

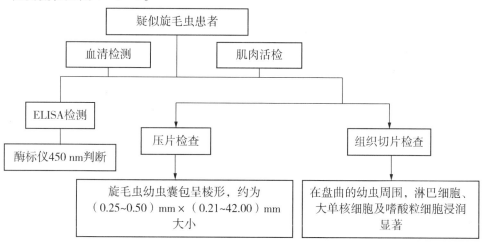

图 4－6－1　旋毛虫检测流程

三、检测方法

（一）压片镜检

将活检组织置于载玻片上，加 1 滴 50% 甘油滴，盖上另一载玻片，均匀用力压紧，于低倍镜下观察。

（二）组织切片检查

与上述皮肤活检组织切片检查相同。

（三）ELISA 检测血清中旋毛虫抗体

血清样本中特异性抗体检测的具体操作步骤参照试剂盒说明书进行。

四、结果判断

（一）压片检查

旋毛虫幼虫囊包呈梭形，约为（0.25～0.5）mm×（0.21～0.42）mm 大小。囊内通常含 1～2 条幼虫，也可多达 6～7 条。

（二）组织切片检查

早期表现为肌纤维肿胀、肌质呈嗜碱性变、肌纤维的排列明显紊乱及横纹消失，呈网状结构。在盘曲的幼虫周围，淋巴细胞、大单核细胞及嗜酸粒细胞浸润显著。幼虫所在部位肌纤维随感染时间推移而膨胀呈纺锤状，进而形成具双层壁的梭形包囊，其纵轴与肌纤维平行。

五、注意事项

（1）取下肌肉须立即检查，否则虫体变得模糊，不易检查。由于摘取的肌肉量少，为提高检出率尽量摘取高度怀疑的肌肉，最好在多个位点摘取。对患者食剩的肉食品应同时作压片镜检，或动物接种，以资佐证。

（2）血清学检测应设立阳性和阴性对照，以提高判断结果的准确性。

（王燕娟　沈玉娟）

第七章　广州管圆线虫

第一节　基本特征

一、病原学特征

广州管圆线虫（*Angiostrongylus cantonesis*）隶属于线形动物门，小杆纲，圆线虫目，后圆线虫科，管圆线虫属。该虫由陈心陶于 1933 年在广东黑家鼠及褐家鼠体内发现，命名为广州肺线虫（*Pulmonema cantonensisn* spp.），1946 年由 Dougherty 订正为广州管圆线虫。这种由鼠类体内发现并命名的广州管圆线虫所引起的疾病称之为广州管圆线虫病。该虫成虫呈线状，细长，体表有微细环状横纹。雌虫长为（17.0～45.0）mm×（0.3～0.7）mm，尾斜锥形；雄虫长度为（11.0～26.0）mm×（0.2～0.5）mm，交合伞对称，呈肾形[1]。

广州管圆线虫寄生在终宿主鼠（犬、猫和食虫类等）肺动脉内的 I 期幼虫经呼吸道至消化道随粪便排出，体外潮湿或有水的环境中发育 3 周后侵入中间宿主贝类和蛞蝓，如褐云玛瑙螺、皱疤坚螺、短梨巴蜗牛、中国圆田螺、东风螺等。也可侵入转续宿主（保虫宿主）如陆地螺、淡水虾、蟾蜍、蛙、蛇等动物体内。在中间宿主体内进一步发育为具有感染性的 III 期幼虫。鼠因吞食中间宿主、转续宿主或污染的食物而再次感染，完成幼虫 V 期发育到成虫。人是非正常宿主，经生食或半生食中间宿主和转续宿主、生吃被幼虫污染的蔬菜和瓜果、喝含幼虫的生水，使得 III 期幼虫进一步发育停留在第 IV 期幼虫或成虫早期（性未成熟）[2]。

二、临床表现

广州管圆线虫在人体内最短潜伏期为 1 天，最长可达 36 天，一般为 10 天。由于虫体的移行具有嗜神经性，其对人体的致病区域主要分布在脑部、眼部及肺部[3]。在脑部引起的主要病理改变有脑脊液压力升高；白细胞总数明显增多，其中嗜酸性粒细胞数明显增多[4]；脑部血管扩张和栓塞；脑组织损伤、充血、出血、水肿和嗜酸性炎性反应及肉芽肿性反应。眼部的危害主要表现为不同程度的视觉损伤，如畏光、视力减退，严重者甚至视力丧失、失明。幼虫也可移行至肺部，对肺部造成损伤，引起咳嗽、咳痰等症状。由于该虫在中枢神经系统中引起的病变较明显,症状较重,故临床病例以中枢神经系统感染的炎症表现居多,占 50% 以上。主要临床表现是持续性头痛、全身酸痛、食欲下降、恶心、呕吐、精神异常。部分患者可出现发热、皮疹、表情淡漠、局部皮肤痛觉过敏、胸痛。约 30% 患者出现肢体感觉减退,痛觉过敏,轻度至完全瘫痪,大、小便失禁,病理反射,视力减退,第二、三、四、六和七对脑神经损害征,嗜睡与昏迷等脑膜脑炎表现。眼部的病变包括早期眼底检查多无异常,后期则可出现视盘水肿、视网膜静脉扩张,却很少见皮下游走性肿块。

三、流行病学特征

广州管圆线虫分布于热带和亚热带地区,主要流行于东南亚、太平洋岛屿、日本和美国,我国台湾、香港、广东、浙江、福建、海南、天津、黑龙江、辽宁、湖南等地也有分布[5]。鼠类是该病主要的传染源;中间宿主(贝类和蛞蝓)含有的 III 期幼虫具有感染性。人感染广州管圆线虫主要是因生食含有广州管圆线虫 III 期幼虫的螺肉、污染的水而感染。自 1944 年我国台湾省发现第 1 例广州管圆线虫病病例直至 1992 年,全球大概 30 多个城市共发现约 2 500 例广州管圆线虫病病例。1997—2002 年,该病继首次在温州发生小范围内集体暴发后,在我国频繁出现并大范围暴发,散发病例也时有发生,仅在 1997—2003 年,我国大陆发生 4 次大范围暴发,约 84 人感染;2003 年和 2006 年分别在云南昆明和北京发生了广州管圆线虫病暴发,造成了近 200 人感染。最近几年广州管圆线虫病病例急剧增长,在印度洋、太平洋地区,广州管圆线虫被认为是嗜酸性脑膜脑炎的主要病原体[6]。因此,这为防治广州管圆线虫病拉响警钟。

参考文献

[1] Hüttemann M, Schmahl G, Mehlhorn H. Light and electron microscopic studies on two nematodes, *Angiostrongylus cantonensis* and *Trichuris muris*, differing in their mode of nutrition [J]. Parasitol Res, 2007, 101 (2): 225 – 232.

[2] 詹希美. 人体寄生虫学 [M]. 北京:人民卫生出版社,2002.

[3] 安春丽,郑兰艳,王雪莲. 从患者脑脊液中检出广州管圆线虫发育期雄性和雌性成虫 [J]. 中国人兽共患病杂志,2000,16 (4): 63 – 64.

[4] Eamsobhana P. Eosinophilic meningitis caused by *Angiostrongylus cantonensis*—a neglected disease with escalating importance [J]. Trop Biomed, 2014, 31 (4): 569 – 578.

[5] Barratt J, Chan D, Sandaradura I, et al. *Angiostrongylus cantonensis*: a review of its distribution, molecular biology and clinical significance as a human pathogen [J]. Parasitology, 2016, 143 (9): 1087 – 1118.

[6] 邓卓恢,蔡健生,林荣幸,等. 广州首次广州管圆线虫感染局部爆发的流行病学调查 [J]. 华南预防医学,2007,33 (4): 17 – 20.

(姜岩岩　沈玉娟)

<h1 style="text-align:center">第二节 检 测 技 术</h1>

一、标本采集

（一）血清采集

静脉采血 2～3 mL，分离血清，用 ELISA 试剂盒检测抗体，具体操作步骤参照试剂盒说明书进行。

（二）脑脊液采集

采集方法如前文所述。

二、检测流程

检测流程见图 4-7-1。

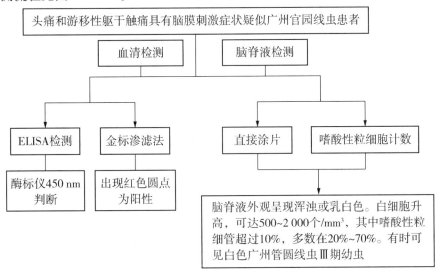

图 4-7-1 广州管圆线虫检测流程

三、检测方法

（一）ELISA 检测广州管圆线虫抗体

血清和脑脊液样本中特异性抗体检测的具体操作步骤照试剂盒说明书进行。

（二）金标渗滤法检测广州管圆线虫抗体

血清样本中特异性抗体检测的具体操作步骤照试剂盒说明书进行。

（三）脑脊液检测广州管圆线虫幼虫

可用直接镜检法，即取脑脊液离心沉淀后取沉淀物直接镜检。

四、镜检结果判断

脑脊液外观呈现混浊或乳白色。白细胞升高，可达 $500 \sim 2\,000$ 个/mm^3，其中嗜酸性粒细胞超过 10%，多数在 20%～70%。有时可见白色广州管圆线虫Ⅲ期、Ⅳ期、Ⅴ期幼虫，但检出率很低。

五、注意事项

（1）广州管圆线虫的诊断主要依靠检测脑脊液中的幼虫，但需与其他脑膜炎相区别。

（2）血清学检测应设立阳性和阴性对照，以提高判断结果的准确性。

（姜岩岩　沈玉娟）

第八章　曼氏裂头蚴

第一节　基本特征

一、病原学特征

曼氏裂头蚴（*Sparganum mansoni*）是曼氏迭宫绦虫（*Spirometra mansoni*）的中绦期幼虫，属于扁形动物门、绦虫纲、假叶目、裂头科、迭宫属，寄生于眼、皮下、口腔、脑、内脏等，引起以肉芽肿性炎症为主要病理变化的裂头蚴病。裂头蚴呈条带状、乳白色、大小为（100.0～300.0）mm ×（0.2～0.7）mm，不同宿主体内或不同发育时期的裂头蚴大小差别很大。曼氏迭宫绦虫头端稍大，中央有一明显凹陷并形成一隧道，再向后延伸至一定距离后形成一盲管，凹陷周围体壁呈唇状突起。虫体不分节，具有不规则横皱褶，后端多呈钝圆形，体前端无吸槽，活动时伸缩能力很强[1]。曼氏迭宫绦虫成虫很少寄生于人，危害较小；而裂头蚴可在人体多个组织部位寄生，引起较大危害。曼氏迭宫绦虫整个生活史可有多个中间宿主。第一中间宿主为剑水蚤，虫卵发育成的钩球蚴被剑水蚤吞食，经3～11天，发育成原尾蚴；第二中间宿主主要是蛙，含原尾蚴的剑水蚤被蝌蚪吞食并在其体内发育成裂头蚴，蝌蚪发育成蛙后，被蛇、鸟及兽等转续宿主捕食，转而寄生于后者体内，终宿主为猫、犬，另有虎、狐和豹等，成虫寄生于小肠。人可为第二中间宿主（主要感染途径为饮用含被剑水蚤污染的生水）、转续宿主或终宿主。

二、临床表现

裂头蚴病危害较大，其严重程度因裂头蚴感染量、移行和寄生部位不同而异。潜伏期长短不一，一般为6～12天，长者数月至数年不等。可分为无症状、轻中度症状和重度感染。寄生在人体内的裂头蚴，主要分布于表皮、黏膜下或浅表肌肉内，常见感染部位为皮下软组织、骨骼肌、眼部等，脊柱、脊髓及脑部少见，但可引起较严重的后果。根据寄生部位和临床症状可分为眼裂头蚴病、皮下裂头蚴病、口腔裂头蚴病、脑裂头蚴病、内脏裂头蚴病和增殖型裂头蚴病。

脑裂头蚴病临床症状与各种脑瘤，如脑膜瘤、胶质瘤及转移性脑瘤等难以区别，视其侵犯部位而异，主要症状为癫痫样发作、肢体发作性不自主抽搐、头痛、肢体麻木无力、进行性肌无力或偏瘫等。人感染脑裂头蚴病后，幼虫在脑组织内穿行，造成坏死隧道，虫体内的蛋白酶能溶解周围组织，引起炎症反应，导致机械性损伤与炎性肉芽肿并存[2]。肉芽肿囊包直径为 1～6 cm，具囊腔，腔内盘曲的裂头蚴有 1～10 条不等。由于本病无特异性的临床表现，术前确诊困难，易误诊为胶质瘤、脑血管炎或结核等疾病。

三、流行病学特征

曼氏裂头蚴病分布甚广，多见于东亚和东南亚各国，欧洲、美洲、非洲和澳洲也有病例报道。目前，我国已有 26 个省、市、自治区报道超过 1 000 例。感染者年龄为 0～62 岁，以 10～30 岁感染率最高，男性高于女性，分散于各个民族。

本病的感染和传播与民间习俗密切相关，感染途径主要为裂头蚴或原尾蚴经皮肤、黏膜侵入，或误食裂头蚴或原尾蚴。感染方式有：①民间采用鲜蛙肉、鲜蛇皮敷贴治疗疖、疖组织炎症，以及水、火引起的组织烫伤和烧伤，结果导致裂头蚴经破损伤口侵入人体；②生食或半生食蛙肉、蛇肉、鸡肉和饮蛇血，以及转续宿主动物肉，一部分人因为清凉解毒和明目而生吞蛇胆被感染；③饮用生水或野泳时，误吞食被感染的第一中间宿主剑水蚤。

参考文献

[1] 陈晓宁，邝玉艳. 裂头蚴病与曼氏迭宫绦虫病［M］//段义农，王忠全，方强，等. 现代寄生虫病学. 第 2 版. 北京：人民军医出版社，2015.
[2] 金夏祥，詹化文，金行藻，等. 裂头蚴病 1 例［J］. 诊断病理学杂志，2002，9 (2)：81.

（沈玉娟　曹建平）

第二节　检测技术

一、样本的采集

血清采集方法为：静脉采血 2～3 mL，分离血清，用 ELISA 试剂盒检测特异性抗体，具体操作步骤参照试剂盒说明书进行。

二、检测流程

检测流程见图 4 - 8 - 1。

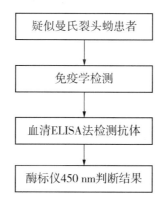

图 4 - 8 - 1 曼氏裂头蚴检测流程

三、检测方法

ELISA 检测血清中曼氏裂头蚴抗体的操作步骤参照试剂盒说明书进行。

四、注意事项

血清学检测应设立阳性和阴性对照，以提高判断结果的准确性。

（沈玉娟 曹建平）